はり師きゅう師国家試験対策
でるポとでる問

増補改訂第2版

【上巻】解剖学
　　　　生理学
　　　　病理学
　　　　医療概論

井手貴治、片岡彩子、川上智史
若月康次、伊藤 譲、田中輝男 他・著

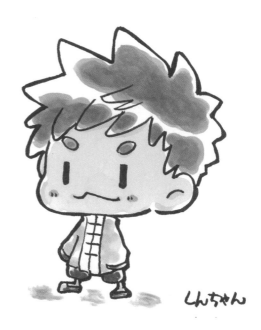

しんちゃん

Round Flat

はじめに

　古代中国で誕生した鍼灸は6世紀頃に朝鮮半島から日本に伝えられ、我が国に根付いています。現在では、医師以外の者が鍼や灸を行う場合「はり師」や「きゅう師」の国家資格が必要となります。

　本書の読者の皆さんは「はり師」や「きゅう師」の国家資格取得を目標に勉強されていることでしょう。国家試験の出題範囲は広く難解なものかもしれません。しかし、国家試験を多く分析してみると意外と基本的な内容が正解のポイントとなっているケースが多くあります。

　本書はこの基本的なポイントを効率良く反復学習出来るように作られています。本書を購入された受験生の皆様には是非とも本書がボロボロになるまで反復学習し、国家試験合格を勝ち取っていただければ幸いです。

　最後になりますが、本書を出版するにあたり様々な先生方や出版社の方々にご協力いただき、無事出版に至ったことを深く感謝いたしております。

2019年12月吉日

井手　貴治

本書の活用法

国家試験にでるポイント

　国家試験に出題されている内容の要点を短くまとめています。

　国家試験に出題されているキーワードや重要語句は赤字にしてあります。赤シートを利用して、繰り返し学習できるようになっています。

　十分に理解し、記憶に定着したらチェックボックスにチェックを入れましょう。

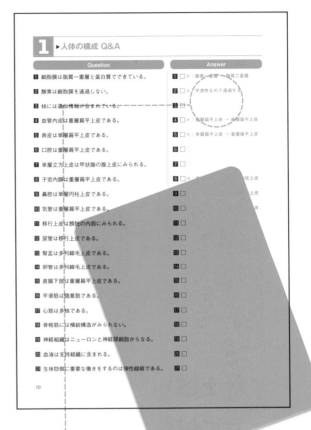

国家試験にでる問題

　国家試験の過去問題を参考に作成したオリジナルの正誤問題です。

　ポイント整理で要点を確認した後で、解答と解説を赤シートで隠して問題にチャレンジしてみましょう。

　十分に理解し、記憶に定着したらチェックボックスにチェックを入れましょう。

CONTENTS [目次]

はり師きゅう師国家試験対策
でるポとでる問
【上巻】解剖学・生理学・病理学・医療概論

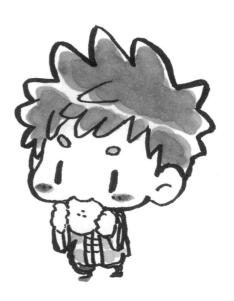

【執筆者一覧】(五十音順)

淺井　重守
名古屋医専
鍼灸師、柔道整復師

井手　貴治
東亜大学　人間科学部　教授
歯科医師

伊藤　英史
名古屋医専
鍼灸師

伊藤　譲
日本体育大学　保健医療学部　教授

牛島　健太郎
山口東京理科大学　薬学部　教授
博士（薬学）、薬剤師

梅本　佳納榮
東海大学　医学部　助教
博士(医学)、鍼灸師

小笠原　史明
新潟柔整専門学校　学科長
鍼灸師、柔道整復師

片岡　彩子
博士（薬学）、薬剤師

川上　智史
東海大学　医学部　客員准教授
博士（医学）

川村　茂
明治国際医療大学　保健医療学部　准教授

小池　太郎
関西医科大学
博士（医学）、鍼灸師

新谷　明雲
山口県立大学　名誉教授
博士（理学）

杉山　敬
立命館大学　立命館グローバル・イノベーション研究機構　専門研究員

田口　大輔
帝京大学　医療技術学部　講師

田中　輝男
九州大学　名誉教授
博士（医学）、歯科医師、薬剤師

谷口　邦久
福岡歯科大学　名誉教授
歯科医師

中嶋　真司
長崎医療こども専門学校　柔道整復科　学科長
鍼灸師、あん摩マッサージ指圧師、柔道整復師

伏見　直哉
長崎医療こども専門学校　柔道整復科　副学科長
柔道整復師

堀之内　貴一
九州医療スポーツ専門学校
修士（鍼灸学）、鍼灸師

三浦　章
長崎大学病院　精神神経科　研究協力員
鍼灸師

本山　司
東亜大学　人間科学部　講師

柳沢　貴司
東亜大学　人間科学部　教授
博士（人間・環境学）

山崎　悟
長崎医療こども専門学校　柔道整復科
柔道整復師

山﨑　将幸
東亜大学　人間科学部　准教授
博士（人間環境学）

若月　康次
東海医療科学専門学校
柔道整復師

イラスト　植木　美恵

鍼灸国試
でる ポ とでる 問

PART 1　解剖学

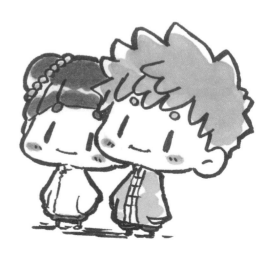

1 ▶ 人体の構成

☐ 細胞の周りには（細胞膜）という薄い膜がある。細胞膜の中には（細胞質）と遺伝情報を持った（核）がある。

☐ 細胞膜は主に（リン脂質の二重層）（脂質二重層）と（蛋白質）でできている。酸素など小さいものは通すが蛋白質など大きいものは通さないという（半透性）、特定の物質だけを通す（選択的透過性）の性質を持つ。

☐ 細胞の中には細胞の形を作っている（細胞骨格）や種々の（細胞内小器官）などが存在する。
※細胞内小器官に関しては生理学で学ぶ

☐ 機能と形態が同じ細胞が集合したものを（組織）、組織が共同して一定の機能を営むために集合したものを（器官）と呼ぶ。

☐ 体表、器官や内腔の表面を覆う細胞が集合したものを（上皮）組織と呼ぶ。

☐ 縦より横に大きい上皮を（扁平）上皮、縦と横がほぼ同じ大きさの上皮を（立方）上皮、縦が横より大きい上皮を（円柱）上皮、内腔の状況により形態が変化する特殊な上皮を（移行）上皮と呼ぶ。

☐ 単層扁平上皮は（血管内皮）やリンパ管の内皮などにみられる。

☐ 重層扁平上皮は（表皮）、（口腔）、歯肉、（食道）、直腸下部などにみられる。

☐ 単層立方上皮は（甲状腺）の腺上皮などにみられる。

☐ 単層円柱上皮は（消化管）の粘膜上皮、子宮内膜などにみられる。

☐ 多列線毛上皮は（鼻腔）、（気管）、（気管支）、卵管などの内面にみられる。

☐ 移行上皮は（膀胱）、（腎盂）、（尿管）などの内面にみられる。

☐ 筋組織は、（平滑筋）・（骨格筋）・（心筋）に分類できる。

☐ 神経組織は、（神経細胞）と（神経膠細胞）（グリア細胞）からなる。

☐ 組織や器官の間を埋める組織を（支持）組織と呼び、（線維性結合）組織、（軟骨）組織、（骨）組織、（血液・リンパ）に分けられる。

☐ 線維性結合組織をつくる線維には、人体を構成する蛋白質の1/3を占める（膠原）線維、膠原線維の亜型である（細網）線維、弾力性に富む（弾性）線維の３種類がある。

☐ 軟骨組織は軟骨細胞と軟骨基質からなる組織であり、体中に幅広く分布する（硝子）軟骨、弾性線維を多く含む（弾性）軟骨、膠原線維を多く含む（線維）軟骨に分類できる。

□ 硝子軟骨は、（関節軟骨）（肋軟骨）（気管軟骨）などである。

□ 弾性軟骨は、（耳介軟骨）（鼻軟骨）（喉頭蓋軟骨）などである。

□ 線維軟骨は、（椎間円板）（恥骨結合）（関節半月）などである。

□ ヒトの細胞の染色体数は（46）個、（23）対で、このうち常染色体は（44）個、性染色体は（2）個である。

□ 女性の性染色体は（XX）、男性の性染色体は（XY）である。

□ 卵子と精子が合体する受精は（卵管膨大部）で行われる。受精後、受精卵は細胞分裂（卵割）を行う。受精卵は卵割後、桑実胚となり、子宮に達する。

□ 桑実胚はさらに卵割を続け、胞胚となり、子宮内膜に入り込む。この現象を（着床）と呼ぶ。

□ 着床後、胎児を構成する部分を胚部と呼ぶ。胚部から（内胚葉）（中胚葉）（外胚葉）が生じる。

□ 外胚葉は（皮膚）（神経系）（感覚器）に分化する。

□ 内胚葉は（消化器）（呼吸器）（尿路）に分化する。

□ 中胚葉は（骨格系）（筋系）（循環系）（泌尿生殖系）に分化する。

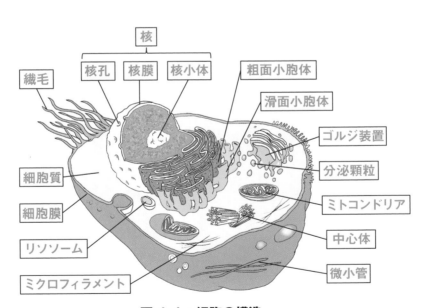

図 1-1：細胞の構造

1 ▶ 人体の構成 Q&A

Question	Answer
1 細胞膜は脂質一重層と蛋白質でできている。	**1** □ ×：脂質一重層 → 脂質二重層
2 酸素は細胞膜を通過しない。	**2** □ ×：酸素や二酸化炭素は通過する。
3 核には遺伝情報が含まれている。	**3** □ ○
4 血管内皮は重層扁平上皮である。	**4** □ ×：重層扁平上皮 → 単層扁平上皮
5 表皮は単層扁平上皮である。	**5** □ ×：単層扁平上皮 → 重層扁平上皮
6 口腔粘膜は重層扁平上皮である。	**6** □ ○
7 単層立方上皮は甲状腺の腺上皮にみられる。	**7** □ ○
8 子宮内膜は重層扁平上皮である。	**8** □ ×：重層扁平上皮 → 単層円柱上皮
9 鼻腔は単層円柱上皮である。	**9** □ ×：単層円柱上皮 → 多列線毛上皮
10 気管は重層扁平上皮である。	**10** □ ×：重層扁平上皮 → 多列線毛上皮
11 移行上皮は膀胱の内面にみられる。	**11** □ ○
12 尿管は移行上皮である。	**12** □ ○
13 腎盂は多列線毛上皮である。	**13** □ ×：多列線毛上皮 → 移行上皮
14 卵管は多列線毛上皮である。	**14** □ ○
15 直腸下部は重層扁平上皮である。	**15** □ ○
16 平滑筋は随意筋である。	**16** □ ×：随意筋 → 不随意筋
17 心筋は多核である。	**17** □ ×：多核 → 単核
18 骨格筋には横紋構造がみられない。	**18** □ ×：横紋構造がみられる。
19 神経組織は神経細胞と神経膠細胞からなる。	**19** □ ○
20 血液は支持組織に含まれる。	**20** □ ○
21 膠原線維は人体を構成する蛋白質の1/3を占める。	**21** □ ○

22 軟骨細胞には硝子軟骨、弾性軟骨、線維軟骨がある。	**22** ☐ ○：軟骨は硝子軟骨、弾性軟骨、線維軟骨にわけられる。
23 体中に幅広く分布する軟骨細胞は弾性軟骨である。	**23** ☐ ×：硝子軟骨である。
24 線維軟骨は膠原線維を多く含む。	**24** ☐ ○
25 関節軟骨は弾性軟骨である。	**25** ☐ ×：硝子軟骨である。
26 気管軟骨は線維軟骨である。	**26** ☐ ×：硝子軟骨である。
27 肋軟骨は弾性軟骨である。	**27** ☐ ×：硝子軟骨である。
28 椎間円板は線維軟骨である。	**28** ☐ ○
29 耳介軟骨は弾性軟骨である。	**29** ☐ ○
30 喉頭蓋軟骨は線維軟骨である。	**30** ☐ ×：弾性軟骨である。
31 鼻軟骨は弾性軟骨である。	**31** ☐ ○
32 恥骨結合は弾性軟骨である。	**32** ☐ ×：線維軟骨である。
33 ヒトの常染色体は46個である。	**33** ☐ ×：46個 → 44個
34 男性の性染色体はXXである。	**34** ☐ ×：XX → XY
35 受精は卵管膨大部で行われる。	**35** ☐ ○
36 皮膚は内胚葉から分化する。	**36** ☐ ×：内胚葉 → 外胚葉
37 消化器は外胚葉から分化する。	**37** ☐ ×：外胚葉 → 内胚葉
38 骨格系は内胚葉から分化する。	**38** ☐ ×：内胚葉 → 中胚葉
39 神経系は外胚葉から分化する。	**39** ☐ ○
40 呼吸器は外胚葉から分化する。	**40** ☐ ×：外胚葉 → 内胚葉
41 循環器は内胚葉から分化する。	**41** ☐ ×：内胚葉 → 中胚葉

2 ▶循環器

- [ ] 心臓から送り出された血液を身体の組織に向かって運ぶ血管は（動脈）である。

- [ ] 身体の各組織から心臓に送り返される血液を流す血管は（静脈）ある。

- [ ] 一般に組織を養うO_2に富んだ鮮紅色の血液を（動脈血）という。

- [ ] 組織で消費された後のCO_2を多く含む赤黒い血液を（静脈血）という。

- [ ] 血管の構造は（内膜）、（中膜）、（外膜）の3層からなる。

- [ ] 静脈の内腔には、内膜がポケット状のヒダをなして血液の逆流を防止している。これを（静脈弁）という。

- [ ] 内皮細胞によって構成され、ガスや栄養のやり取りが行われる血管を（毛細血管）という。

- [ ] 血管同士が相互に連絡することを（吻合）という。

- [ ] 血管同士の連絡を持たず、1本の動脈がほぼ単独である組織を栄養している動脈を（終動脈）という。

- [ ] 心臓は左右の肺の間を隔てる（縦隔）の中部に位置し、上端部を（心底）下端部を（心尖）という。

- [ ] 心臓内部は上方の（心房）と下部の（心室）に分けられる。

- [ ] 左右の心房と心室を中心とした血液循環のうち、全身の静脈血は（上・下大静脈）→（右心房）→（右心室）→（肺動脈）を経由し肺でガス交換を行う。肺から動脈血は（肺静脈）→（左心房）→（左心室）→（上行大動脈）を経由し全身に送られる。

- [ ] 心房と心室の間に存在する弁を（房室弁）、心室と動脈の間に存在する弁を（動脈弁）という。

- [ ] 左の房室弁を（二尖弁・僧帽弁）、右の房室弁を（三尖弁）という。

- [ ] 洞房結節は、（右心房の上大静脈開口部）に存在する。

- [ ] 洞房結節で生じた興奮は（房室結節）→（房室束（ヒス束））→（右脚・左脚）→（プルキンエ線維）の順に伝わる。

- [ ] 心臓壁を養う動脈を（冠状動脈）といい、（上行大動脈）の起始部から枝分かれする。

- [ ] 心臓の静脈血は（冠状静脈洞）に集まり、（右心房）の後面に注ぐ。

- [ ] 大動脈弓の枝：（腕頭動脈）、（左総頸動脈）、（左鎖骨下動脈）。

- [ ] 総頸動脈の枝：（外頸動脈）、（内頸動脈）。

□ 外頸動脈の枝：（上甲状腺動脈）、舌動脈）、（顔面動脈）（後頭動脈）、（浅側頭動脈）、（顎動脈）。

□ 内頸動脈の枝：（眼動脈）、（前大脳動脈）、（中大脳動脈）（後交通動脈）。

□ 腕頭動脈の枝：（右鎖骨下動脈）、（右総頸動脈）。

□ 胸大動脈の壁側枝：（肋間動脈）、（上横隔動脈）。

□ 胸大動脈の臓側枝：（食道動脈）、（気管支動脈）。

□ 腹大動脈の壁側枝：（下横隔動脈）、（腰動脈）。

□ 腹大動脈の泌尿・生殖器への臓側枝：（腎動脈）、（性腺動脈；（精巣動脈・卵巣動脈））。

□ 腹大動脈の腹部消化器への臓側枝：（腹腔動脈）、（上腸間膜動脈）、（下腸間膜動脈）。

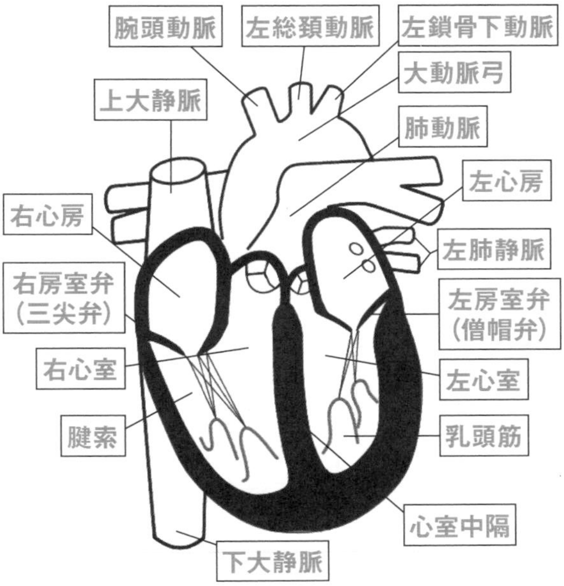

図1-2：心臓の内部構造

□ 腹腔動脈の枝：（左胃動脈）、（脾動脈）、（総肝動脈）。

□ 総腸骨動脈の枝：（内腸骨動脈）、（外腸骨動脈）。

□ 大脳動脈輪（別称：ウィリス動脈輪）は（前・中・後大脳動脈）と（前・後交通動脈）で構成される。

□ 上大静脈は、左右の（腕頭静脈）と（奇静脈）を集めて構成され、上大動脈の右側で右肺動脈の前を下って（右心房）に入る。

□ 内頸静脈と鎖骨下静脈の合流部を（静脈角）という。

□ 奇静脈系は（奇静脈）、（半奇静脈）、（副半奇静脈）からなる。

□ 門脈に流入する静脈は（脾静脈）、（上腸間膜静脈）、（下腸間膜静脈）である。

□ 胎児循環で左右の内腸骨動脈から分岐し臍帯を走って胎盤に至る血管を（臍動脈）という。

□ 胎児循環で臍静脈と下大静脈を直接結ぶ静脈を（静脈管、別称：アランチウス管）という。

□ 肺動脈と大動脈を連絡する短絡路を（動脈管、別称：ボタロー管）という。

□ 腸リンパ本幹と腰リンパ本幹の合流部を（乳び槽）といい、（胸管）に移行する。

□ （胸管）は左半身と下半身のリンパを集め、（左静脈角）で静脈に合流する。一方、（右リンパ本幹）は右上半身のリンパを集め（右静脈角）で静脈に合流する。

2 ▶循環器 Q&A

Question	Answer
1 心臓から送り出された血液を組織に運ぶ血管は静脈である。	**1** □×：静脈 → 動脈
2 動脈血とはO_2に富んだ鮮紅色の血液のことである。	**2** □○
3 血管は内膜・中膜・外膜の3層構造である。	**3** □○
4 吻合とは血管と神経が相互に連絡することである。	**4** □×：神経 → 血管（血管同士）
5 心臓は縦隔に位置する。	**5** □○
6 全身の静脈血は上・下大静脈→右心房→右心室→肺静脈を経由して肺に到達しガス交換を行う。	**6** □×：肺静脈 → 肺動脈
7 左の房室弁は三尖弁と呼ばれる。	**7** □×：三尖弁 → 僧帽弁（二尖弁）
8 洞房結節は右心房の上大静脈開口部に存在する。	**8** □○
9 冠状動脈は大動脈弓から枝分かれする。	**9** □×：大動脈弓 → 上行大動脈起始部
10 下行大動脈は大動脈裂孔を貫通する。	**10** □○
11 大動脈弓の枝は右総頸動脈・左総頸動脈・左鎖骨下動脈である。	**11** □×：右総頸動脈 → 腕頭動脈
12 総頸動脈の枝は外頸動脈・内頸動脈である。	**12** □○
13 浅側頭動脈は外頸動脈の枝である。	**13** □○
14 顎動脈は内頸動脈の枝である。	**14** □×：内頸動脈 → 外頸動脈
15 舌動脈は外頸動脈の枝である。	**15** □○
16 上甲状腺動脈は内頸動脈の枝である。	**16** □×：内頸動脈 → 外頸動脈
17 眼動脈は外頸動脈の枝である。	**17** □×：外頸動脈 → 内頸動脈
18 中大脳動脈は内頸動脈の枝である。	**18** □○
19 腕頭動脈の枝は右鎖骨下動脈・右総頸動脈である。	**19** □○

20 胸大動脈の臓側枝は食道動脈・上横隔動脈である。	20 □ ×：上横隔動脈 → 気管支動脈
21 腹大動脈の腹部消化器への臓側枝は、腹腔動脈・上腸間膜動脈・下腸間膜動脈である。	21 □ ○
22 腹腔動脈の枝は左胃動脈・脾動脈・総肝動脈である。	22 □ ○
23 ウィリスの動脈輪は、前・中・後大脳動脈と前・中・後交通動脈で構成される。	23 □ ×：前・中・後交通動脈 → 前・後交通動脈
24 静脈角は内頸静脈と鎖骨下静脈の合流部である。	24 □ ○
25 門脈に流入する静脈は、肝静脈・上腸間膜静脈・下腸間膜静脈である。	25 □ ×：肝静脈 → 脾静脈
26 胎児循環において、内腸骨動脈から分枝し臍帯を通って胎盤に至る血管を臍静脈という。	26 □ ×：臍静脈 → 臍動脈
27 静脈管は臍静脈と下大静脈を直接結ぶ血管である。	27 □ ○ （静脈管の別称：アランチウス管）
28 動脈管は肺動脈と大動脈を連絡する短絡路である。	28 □ ○ （動脈管の別称：ボタロー管）
29 動脈管はアランチウス管とも呼ばれる。	29 □ ×：アランチウス管 → ボタロー管
30 腰リンパ本幹と腸リンパ本幹は合流して乳び槽となる。	30 □ ○
31 胸管は右静脈角で静脈に合流する。	31 □ ×：右静脈角 → 左静脈角

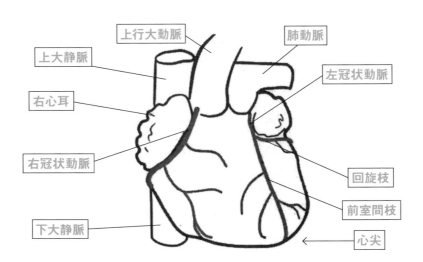

図1-3：心臓の外形

- [ ] 空気の通り道を（気道）といい、鼻腔・咽頭・喉頭からなる（上気道）と、気管・気管支からなる（下気道）に区別する。

- [ ] 顔面の中央で前方に突出する部を（外鼻）といい、鼻根・鼻背・鼻翼・鼻尖よりなる。

- [ ] 外鼻の骨組みは（鼻骨）と（鼻軟骨）よりなる。

- [ ] 外鼻孔から後鼻孔で咽頭に通じるまでの空間を（鼻腔）といい、（鼻中隔）により左右に仕切られる。

- [ ] 鼻腔の外側壁からは骨性の（上鼻甲介）・（中鼻甲介）・（下鼻甲介）が垂れ下がり、それぞれの陰となる空所を（上鼻道）・（中鼻道）・（下鼻道）という。

- [ ] 鼻中隔と鼻甲介の間を（総鼻道）という。

- [ ] （上鼻甲介）・（中鼻甲介）は篩骨から隆起しているが、（下鼻甲介）は独立した小骨である。

- [ ] 鼻粘膜は（多列線毛）上皮である。

- [ ] 鼻中隔の前端部で外鼻孔に近い鼻粘膜を（キーゼルバッハ部位）といい、毛細血管が多く、鼻出血を起こしやすい。

- [ ] 鼻腔の天井には（嗅粘膜（嗅上皮））がある。

- [ ] 頭蓋骨中の空洞で、鼻腔と交通しているものを（副鼻腔）といい、（前頭洞）・（上顎洞）・（篩骨洞（篩骨蜂巣））・（蝶形骨洞）がある。

- [ ] 前頭洞・上顎洞・篩骨洞（前・中部）は（中鼻道）に、篩骨洞（後部）は（上鼻道）に、蝶形骨洞は（鼻腔の後上方）に開口する。

- [ ] 最大の副鼻腔は（上顎洞）である。

- [ ] 喉頭軟骨には（甲状）軟骨・（輪状）軟骨・（披裂）軟骨・（喉頭蓋）軟骨などがある。

- [ ] 甲状軟骨・輪状軟骨・披裂軟骨は（硝子）軟骨、喉頭蓋軟骨は（弾性）軟骨よりなる。

- [ ] 甲状軟骨の（喉頭隆起）は男性で特に発達し、前方に突出する。

- [ ] 披裂軟骨は左右（1対）存在する。

- [ ] 声帯靭帯と声帯筋が粘膜に覆われたものを（声帯ヒダ（声帯））という。

- [ ] 左右の披裂軟骨前端から甲状軟骨後面にかけて声帯ヒダ（声帯）が伸び、その間を（声帯裂）という。

□ 声帯ヒダと声帯裂を合わせて（**声門**）という。

□ 気管は第（**6**）頸椎の高さで（**輪状**）軟骨の下から、第（**4～5**）胸椎の高さで左右の気管支に分岐するまでの10～13cmの管で、約20個の（**気管**）軟骨が積み重なってできている。

□ 気管軟骨は（**硝子**）軟骨からなり、（**馬蹄**）形で、軟骨を欠く後壁は（**膜性壁**）という。

□ 右気管支は（**太**）くて（**短**）く、（**垂直**）に近く傾斜し、左気管支は（**細**）くて（**長**）く、（**水平**）に近く傾斜する。

□ 気管・気管支の上皮は（**多列線毛**）上皮である。

□ 肺は左右1対の半円錐形の臓器で、下面を（**肺底**）、上端を（**肺尖**）といい、肺底は横隔膜に接し、肺尖は鎖骨の上方（**2～3**）cmにまで達する。

□ 両肺内側で心臓に接する部位には（**心圧痕**）というくぼみが生じ、特に左肺で著明である。

□ 肺の内側面の中央には（**肺門**）があり、気管支・肺動脈・肺静脈・気管支動脈・気管支静脈、神経やリンパ管などが出入りする。

□ 右肺は（**水平裂**）と（**斜裂**）により3葉にわかれ、左肺はやや小さく、（**斜裂**）により2葉にわかれる。

□ 左右の主気管支は右肺で（**3**）本、左肺で（**2**）本の（**葉**）気管支に分岐する。

□ 葉気管支は右肺で（**10**）本、左肺で（**9**）本の（**区域**）気管支に分岐する。

□ 肺胞は両肺合わせて（**3～5億**）個あり、広げて伸ばした表面積はテニスコートほどの広さで約（**120**）m²にもなる。

□ 肺胞の壁は（**呼吸**）上皮と基底膜よりなる。

□ 呼吸上皮は（**単層扁平**）上皮である。

□ 隣り合った肺胞は壁を共有しており、（**肺胞中隔**）という。

□ 血液と空気とのガス交換は肺胞の壁と毛細血管の内皮細胞を通して行われるため、それらを（**血液空気関門**）という。

□ 肺の表面は（**臓側胸膜**）という漿膜で覆われ、肺門部で折り返し、胸腔内面を覆う（**壁側胸膜**）に移行する。

□ 臓側胸膜と壁側胸膜の間には（**胸膜腔**）という腔所がある。

□ 胸膜腔内は漿液で湿り、呼吸運動の摩擦を防ぎ、下端部には（**胸膜洞**）という空間をつくる。

□ 側方は左右の肺、前方は胸骨、後方は胸椎で囲まれた胸郭の中央部を（**縦隔**）という。

□ 縦隔には（**心臓**）や心臓に出入りする血管、（**胸腺**）、胸管、食道、気管・気管支などが入る。

3 ▶ 呼吸器 Q&A

Question	Answer
1 上気道は鼻腔と咽頭からなる。	**1** □ ×：喉頭も含まれる。
2 鼻根・鼻背・鼻翼・鼻尖を総じて外鼻という。	**2** □ ○
3 鼻腔は鼻中隔により左右に仕切られ、その後端部はキーゼルバッハ部位という鼻出血の好発部位である。	**3** □ ×：キーゼルバッハ部位は鼻中隔の前端部
4 上鼻道・中鼻道・下鼻道を合わせて総鼻道という。	**4** □ ×：総鼻道は上・中・下鼻道より内側にある。
5 下鼻甲介は独立した骨だが、上鼻甲介と中鼻甲介は蝶形骨から突出する。	**5** □ ×：上・中鼻甲介は篩骨から突出
6 嗅上皮は鼻腔の天井にある。	**6** □ ○
7 前頭洞は上鼻道に開口する。	**7** □ ×：中鼻道に開口
8 上顎洞は中鼻道に開口する。	**8** □ ○
9 篩骨洞は前・中部が上鼻道、後部が中鼻道に開口する。	**9** □ ×：前・中部が中鼻道、後部が上鼻道に開口
10 蝶形骨洞は下鼻道に開口する。	**10** □ ×：鼻腔の後上方に開口
11 最大の副鼻腔は上顎洞である。	**11** □ ○
12 喉頭軟骨には甲状軟骨、輪状軟骨、披裂軟骨、気管軟骨、喉頭蓋軟骨がある。	**12** □ ×：気管軟骨は含まない。
13 喉頭蓋軟骨は弾性軟骨である。	**13** □ ○
14 輪状軟骨は線維軟骨である。	**14** □ ×：線維軟骨 → 硝子軟骨
15 喉頭隆起は喉頭蓋軟骨にある。	**15** □ ×：喉頭蓋軟骨 → 甲状軟骨
16 喉頭軟骨はすべて無対である。	**16** □ ×：披裂軟骨は左右1対
17 声帯は披裂軟骨から輪状軟骨につく。	**17** □ ×：披裂軟骨から甲状軟骨につく。
18 気管軟骨は第6頸椎から第4〜5胸椎の高さまで連なる。	**18** □ ○
19 気管は全周を軟骨で取り囲む。	**19** □ ×：気管軟骨は馬蹄形で後壁は軟骨を欠く。

20 左気管支は太くて短く、水平に近く傾斜する。

20 □ ×：左気管支は細くて長い。

21 肺尖は鎖骨の上方2〜3cmにまで達する。

21 □ ○

22 肺門を通る血管系は肺動静脈と気管支動静脈である。

22 □ ○

23 右肺は斜裂により2葉にわかれる。

23 □ ×：水平裂と斜裂で3葉にわかれる。

24 主気管支は右で9本、左で10本の葉気管支に分岐する。

24 □ ×：右が3本、左が2本

25 肺胞は両肺合わせて3〜5億個存在する。

25 □ ○

26 鼻粘膜、気管・気管支、肺胞壁の上皮は多列線毛上皮である。

26 □ ×：肺胞壁の呼吸上皮は単層扁平上皮

27 隣り合った肺胞は壁を共有している。

27 □ ○

28 血液空気関門とは肺胞壁を示す。

28 □ ×：肺胞壁（呼吸上皮と基底膜）と毛細血管の内皮細胞

29 臓側胸膜と壁側胸膜は1枚の漿膜が移行してできている。

29 □ ○

30 臓側胸膜と壁側胸膜の間の腔所を胸腔という。

30 □ ×：胸腔 → 胸膜腔

31 胸膜洞は胸膜腔の下端にある。

31 □ ○

32 心臓は縦隔内に入らない。

32 □ ×：入る。

33 肺は縦隔内に入らない。

33 □ ○

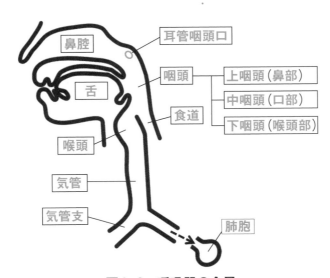

図1-4：呼吸器の全景

4 ▶消化器

- □ 口腔〜食道、肛門などの粘膜は（重層扁平上皮）、胃や腸は（単層円柱上皮）である。

- □ 食道中部は両筋が混在する。口腔〜食道上部までは（骨格）筋、食道下部〜肛門までは（平滑）筋である。

- □ 口蓋の前2/3は（硬口蓋）、後ろ1/3は（軟口蓋）よりなる。

- □ 軟口蓋の後部中央に上方から（口蓋垂）がぶら下がる。

- □ 舌乳頭には（糸状）乳頭、（茸状）乳頭、（有郭）乳頭、（葉状）乳頭があり、分界溝の前に1列に並ぶのは（有郭）乳頭である。

- □ 茸状乳頭、葉状乳頭と有郭乳頭の側面の上皮には（味蕾）があり、味孔で口腔と交通する。

- □ 味覚を伝える神経は舌前2/3は（顔面）神経、後1/3は（舌咽）神経である。

- □ 舌筋の運動を支配する神経は（舌下）神経である。

- □ 乳歯は生後2〜3年で（20）本生えそろい、永久歯は合計（32）本である。

- □ 三大唾液腺には（耳下腺）、（顎下腺）、（舌下腺）がある。

- □ 耳下腺は（純漿液腺）であり、（耳下腺乳頭）に開口し、（舌咽）神経に支配される。

- □ 顎下腺は（混合腺）であり、（舌下小丘）に開口し、（顔面）神経に支配される。

- □ 舌下腺は（混合腺）であり、（舌下小丘）と（舌下ヒダ）に開口し、（顔面）神経に支配される。

- □ 扁桃は（リンパ小節）の集団であり、（免疫機構）に関与する。

- □ ワルダイエルの咽頭輪は（口蓋）扁桃、（舌）扁桃、（咽頭）扁桃、（耳管）扁桃で構成される。

- □ 食道は（第6頸椎）の高さで始まり、脊柱の前、気管の後ろを通って胸腔に入る。

- □ 食道には（食道起始部）、（気管分岐部）、（横隔膜貫通部）の3つの狭窄部がある。

- □ 胃の入り口は（噴門）といい、十二指腸への出口は（幽門）という。

- □ 胃は大きく左に膨れ、その天井を（胃底）という。

- □ 胃底部と幽門部を除いた中央全体を（胃体）といい、弯曲する胃の外側を（大弯）、内側を（小弯）という。

- □ 胃の外表面は腹膜でおおわれ、前面と後面をおおう腹膜が小弯側で合したものを（小網）といい、大弯側で合したものを（大網）という。

- □ 胃腺には胃の大部分に分布する（胃底腺）と幽門部のみにある（幽門腺）などがある。

- ☐ 胃底腺は（塩酸）を分泌する壁細胞、（ペプシン）を分泌する主細胞、（粘液）を分泌する副細胞で構成されている。

- ☐ 胃幽門粘膜および十二指腸粘膜に（ガストリン）を分泌するG細胞が散在する。

- ☐ 小腸は（十二指腸）、（空腸）、（回腸）の3部にわけられる。

- ☐ 空腸、回腸は（腸間膜）を持ち移動性に富む。

- ☐ 大十二指腸乳頭には（膵管）と（総胆管）が合流して開口し、この開口部を（オッディ括約筋）が囲む。

- ☐ 小腸の粘膜には（輪状ヒダ）が発達し、その表面には（腸絨毛）と呼ばれる突起が存在する。

- ☐ 輪状ヒダは（空腸上部）で最も発達している。

- ☐ 回腸下部には（パイエル板）という集合リンパ小節が多くみられる。

- ☐ 大腸は（盲腸）、（結腸）、（直腸）の3部にわけられる。

- ☐ 結腸は（上行）結腸、（横行）結腸、（下行）結腸、（S状）結腸にわけられる。

- ☐ 回腸と盲腸の境にある弁を（回盲弁）という。

- ☐ 結腸の外形的特徴には（結腸膨起）、（結腸ヒモ）、（腹膜垂）、（半月ヒダ）がある。

- ☐ 内肛門括約筋は（平滑）筋、外肛門括約筋は（骨格）筋である。

- ☐ 肝臓は腹腔の右上部にあり、（横隔膜）に付着する。

- ☐ 肝臓は上面からみると（肝鎌状間膜）により右葉と左葉に区分され、下面からみると両葉に挟まれ（方形）葉と（尾状）葉がある。

- ☐ 肝門には（固有肝動脈）、（門脈）、（肝管）などが出入りする。

- ☐ ディッセ腔には（ビタミンA貯蔵細胞）がみられる。
  ※ディッセ腔：幹細胞と類洞の隙間

- ☐ 膵臓は（膵頭）、（膵体）、（膵尾）の3部にわけられ、外分泌部と内分泌部に分けられる。

- ☐ 膵頭はC字型に曲がった（十二指腸）に囲まれ、膵尾は（脾臓）に接する。

- ☐ （ランゲルハンス島）は内分泌細胞群で主に膵尾に存在する。

- ☐ 腹膜後臓器には（十二指腸）、（膵臓）、（上行結腸）、（下行結腸）、（腎臓）、（副腎）などがある。

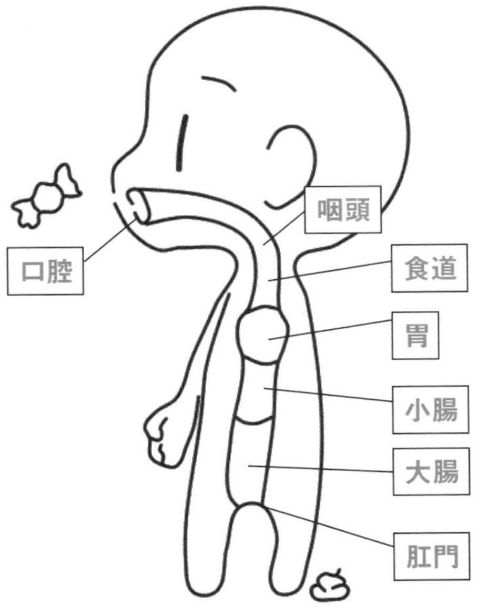

口腔　咽頭　食道　胃　小腸　大腸　肛門

図1-5：消化器系の構造

4 ▶ 消化器 Q&A

1 胃の粘膜は重層扁平上皮である。

1 ☐ ×：単層円柱上皮

2 舌は分界溝によって舌体と舌根に分けられる。

2 ☐ ○

3 茸状乳頭には味蕾はない。

3 ☐ ×：茸状乳頭 → 糸状乳頭

4 舌の後1/3の味覚を伝える神経は顔面神経である。

4 ☐ ×：顔面神経 → 舌咽神経

5 乳歯は20本、永久歯は32本である。

5 ☐ ○

6 舌下腺は舌下小丘に開く。

6 ☐ ○

7 咽頭筋は平滑筋である。

7 ☐ ×：平滑筋 → 骨格筋

8 食道は第3頸椎の高さで始まる。

8 ☐ ×：第3頸椎 → 第6頸椎

9 成人の食道の長さは約15cmである。

9 ☐ ×：約15cm → 約25cm

10 食道は脊柱の後ろを通る。

10 ☐ ×：後ろ → 前

11 食道には4つの狭窄部位がある。

11 ☐ ×：4つ → 3つ

12 食道の下部1/3の筋層は骨格筋である。

12 ☐ ×：骨格筋 → 平滑筋

13 胃の入り口は噴門と呼ばれる。

13 ☐ ○

14 胃の筋層は2層で構成される。

14 ☐ ×：3層（斜走筋、輪走筋、縦走筋）

15 胃の幽門部では括約筋が発達している。

15 ☐ ○

16 胃の大弯に小網が付着する。

16 ☐ ×：小網 → 大網

17 胃底腺の主細胞は粘液を分泌する。

17 ☐ ×：粘液 → ペプシン

18 胃底腺の壁細胞は塩酸を分泌する。

18 ☐ ○

19 空腸には大十二指腸乳頭が開口する。

19 ☐ ×：空腸 → 十二指腸

20 輪状ヒダは回腸で最も発達している。

20 ☐ ×：回腸 → 空腸上部

21 パイエル板は回腸下部に多い。

21 ☐ ○：パイエル板は集合リンパ小節

22 十二指腸は腸間膜を持つ。

23 オッディ括約筋は膵液と胆汁の流れを調節する。

24 大腸は盲腸、結腸、直腸に分けられる。

25 結腸下部から突出する突起は虫垂である。

26 直腸には腹膜垂がみられる。

27 肛門の粘膜は重層扁平上皮である。

28 外肛門括約筋は平滑筋である。

29 肝臓は腹腔の左上部に位置する。

30 肝管は肝門を出入りする。

31 ディッセ腔にはクッパー細胞がみられる。

32 固有肝動脈は肝臓の機能血管である。

33 胆汁は胆嚢で作られる。

34 膵尾部は十二指腸に囲まれる。

35 膵尾部は脾臓に接する。

36 ランゲルハンス島は膵頭部に多い。

37 膵臓は全体が腹膜で覆われる。

38 グルカゴンはランゲルハンス島のβ細胞から分泌される。

39 腎臓は腹膜後臓器である。

22 □ ×：十二指腸 → 空腸、回腸

23 □ ○

24 □ ○

25 □ ×：結腸下部 → 盲腸下部

26 □ ×：直腸 → 結腸

27 □ ○

28 □ ×：平滑筋 → 骨格筋

29 □ ×：左上部 → 右上部

30 □ ○

31 □ ×：クッパー細胞 → ビタミンA貯蔵細胞。クッパー細胞は肝臓の類洞に存在するマクロファージの一種。

32 □ ×：機能血管 → 栄養血管

33 □ ×：胆汁は肝臓で生成され、胆嚢で貯蔵、濃縮される。

34 □ ×：膵尾部 → 膵頭部

35 □ ○

36 □ ×：膵尾部に多い

37 □ ×：膵臓は腹膜後器官であり覆われない。

38 □ ×：β細胞 → α細胞

39 □ ○：他に膵臓や十二指腸など

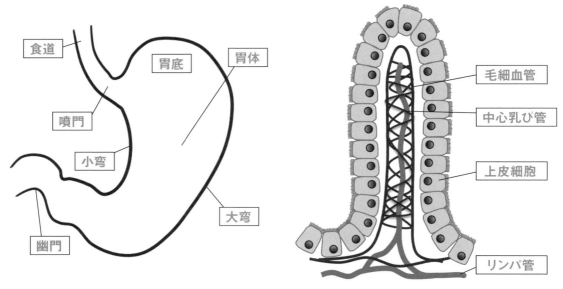

食道

胃底

胃体

噴門

小弯

大弯

幽門

図1-6：胃の構造

毛細血管

中心乳び管

上皮細胞

リンパ管

図1-7：絨毛の構造

MEMO

5 ▶泌尿器

- [ ] 泌尿器は尿を作る（腎臓）と尿を運ぶ（尿管）、尿を貯める（膀胱）、尿を体外に排出する（尿道）より構成される。

- [ ] 腎臓は腹膜（後隙）に位置する（腹膜後）器官である。

- [ ] 腎臓は外側縁が凸状で内側縁が凹状の（そらまめ）状の構造をとる。

- [ ] 右腎は（肝臓）があるため、左腎より1〜2㎝（低い）位置に存在する。

- [ ] 腎臓の内側面の陥凹を（腎門）といい、（腎静脈）、（腎動脈）、（尿管）などが出入りする。

- [ ] 腎臓は内側から順に（線維被膜）、（脂肪被膜）、腎筋膜［（ゲロータ筋膜）］で覆われている。

- [ ] 腎実質は表層1/3の（皮質）と深層2/3の（髄質）に大別される。

- [ ] 腎髄質には10数個の（腎錐体）が放射状に存在する。

- [ ] 腎錐体の先端には（腎乳頭）があり、ここから尿が（腎杯）に排泄される。

- [ ] 腎皮質が腎錐体の間に伸びている部分を（腎柱）という。

- [ ] 腎内では（尿管）が広がり（腎盤）（腎盂）を形成し、その先端には十数個の（腎杯）が存在する。

- [ ] 腎臓の構造的・機能的単位を（ネフロン）といい、1個の（腎小体）と、それに続く1本の（尿細管）からなる。

- [ ] 一側の腎臓に約（100万）個のネフロンが存在する。

- [ ] 腎小体は（皮質）に、尿細管のヘンレのワナは（髄質）に存在する。

- [ ] 腎小体は（マルピギー小体）ともいい、毛細血管より構成される（糸球体）と、これを包む（糸球体嚢）（ボーマン嚢）よりなる。

- [ ] 糸球体の微細構造は血管内皮細胞、基底膜、（足細胞）よりなる。

- [ ] 糸球体の上皮細胞が（足細胞）であり、糸球体表面を取り囲んでいる。

- [ ] 糸球体傍細胞（傍糸球体細胞）は糸球体に入る直前の（輸入細動脈）に存在し、血圧調節に関与する（レニン）を分泌する。

- [ ] 尿細管は腎小体から（集合管）に続く細い管でボーマン嚢側から（近位尿細管）、（ヘンレのワナ）、（遠位尿細管）に区別される。

- [ ] 集合管は合流を繰り返し（乳頭管）となり、腎乳頭の先端の（乳頭孔）から（腎杯）に開口する。

- ☐ 二つの毛細血管網を連絡する動脈を（怪網）といい、腎血管系では糸球体と尿細管周囲の毛細血管を連絡する（輸出細動脈）がこれに相当する。

- ☐ 尿は腎臓から（尿管）を通り（膀胱）へ送られ貯留される。

- ☐ 膀胱に貯留された尿は（内尿道口）から（尿道）へ送られる。

- ☐ 尿管の狭窄部を3つあげると（尿管の起始部）、（腹部と骨盤部の境界部）、（膀胱壁貫通部）である。
  ※「尿管の起始部」は「腎盤尿管移行部」と，「腹部と骨盤部の境界部」は「総腸骨動脈交叉部」と表現される場合もある。

- ☐ 膀胱は尿を（蓄える）器官で、上部を（膀胱尖）、下部を（膀胱底）という。

- ☐ 膀胱底には（内尿道口）と（左右の尿管口）がある。

- ☐ 膀胱粘膜は（移行）上皮からなる。

- ☐ 左右の尿管口と内尿道口に囲まれた部位を（膀胱三角）といい、（粘膜ヒダ）がなく（平滑）である。

- ☐ 膀胱の内尿道口には輪走する（平滑）筋が肥厚した（膀胱括約筋）が存在する。

- ☐ 膀胱の容量は一般に個人差があるが、成人で一般に（300〜500）mlである。

- ☐ 膀胱の後方には男性では（直腸）が、女性では（子宮）や（膣）が位置する。

- ☐ 尿道隔膜部には（横紋）筋である（尿道括約筋）が存在する。

- ☐ 女性の尿道は約（4）cmと短く、（直線）的に走行するため逆行性感染を起こしやすい。

- ☐ 男性の尿道は約（20）cmと女性に比べて長く、全体として（S字）状を示す。

- ☐ 男性の尿道は（前立）腺を貫き（射精管）と合流し、陰茎の（尿道）海綿体を通り（外尿道口）に開口する。

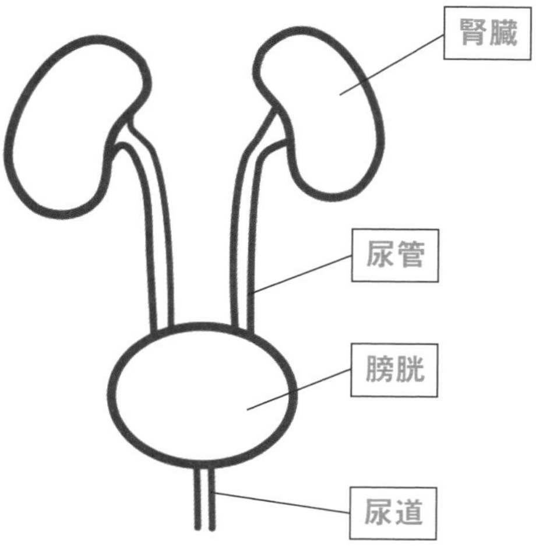

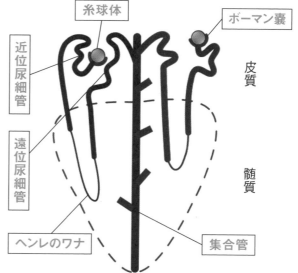

図1-8：泌尿器系の構造

図1-9：ネフロンの構造

5 ▶泌尿器 Q&A

Question	Answer
1 腎臓の外形はソラマメ状をしている。	**1** □ ○
2 右腎は左腎より高位に位置する。	**2** □ ×：高位 → 低位
3 腎臓の頭側には内分泌器である副腎が存在する。	**3** □ ○
4 腎臓は全周が腹膜でつつまれる。	**4** □ ×：腎は腹膜後器官、前面のみ接する。
5 腎実質は皮質と髄質からなる。	**5** □ ○
6 腎皮質には10数個の腎錐体が放射状に存在する。	**6** □ ×：腎皮質 → 腎髄質
7 腎柱は皮質組織よりなる。	**7** □ ○
8 腎門には腎静脈、腎動脈、尿管が出入りする。	**8** □ ○
9 腎臓は線維被膜、脂肪被膜、肉様膜で覆われる。	**9** □ ×：肉様膜 → ゲロータ筋膜
10 ネフロンは糸球体とボーマン嚢からなる。	**10** □ ×：ネフロン＝腎小体＋尿細管
11 集合管はネフロンの構成要素である。	**11** □ ×：集合管はネフロンに含まれない。
12 腎小体は糸球体とこれを包む糸球体嚢よりなる。	**12** □ ○
13 糸球体の足細胞は糸球体表面を取り囲んでいる。	**13** □ ○
14 腎髄質には多数の腎小体が存在する。	**14** □ ×：腎髄質 → 腎皮質
15 腎臓の尿細管はヘアピン状に曲がる。	**15** □ ○：尿細管のヘンレのワナ
16 一側の腎臓に約10万個のネフロンが存在する。	**16** □ ×：10万 → 100万
17 尿は腎小体→尿細管→集合管→腎杯の順に輸送される。	**17** □ ○
18 集合管は腎小体に直接続く。	**18** □ ×：近位尿細管が腎小体に直接続く。
19 尿は腎盂→腎杯→尿道→膀胱→尿管の順に流れる。	**19** □ ×：腎杯→腎盂→尿管→膀胱→尿道の順に流れる。
20 二つの毛細血管網を連絡する動脈を門脈という。	**20** □ ×：門脈 → 怪網

21 レニンは副腎より分泌される。

21 ☐ ×：副腎 → 腎

22 レニンは血圧調節に関与する。

22 ☐ ○：生理学を参照

23 腎臓の傍糸球体細胞よりレニンが分泌される。

23 ☐ ○

24 精巣動脈交叉部は尿管の狭窄部の一つである。

24 ☐ ×：尿管の狭窄部は尿管の起始部、腹部と骨盤部の境界部、膀胱壁貫通部の3部

25 腎臓は尿管により膀胱と連結する。

25 ☐ ○

26 左右の尿管は一本に合流し膀胱へ開口する。

26 ☐ ×：左右別々に膀胱に開口する。

27 尿管は膀胱尖に開口する。

27 ☐ ×：尿管は膀胱の後方に開口する。

28 膀胱の上皮は単層立方上皮である。

28 ☐ ×：単層立方上皮 → 移行上皮

29 膀胱壁の筋層は内縦層、中輪層、外縦層の３層構造をとる。

29 ☐ ○

30 膀胱壁の筋層は横紋筋で構成される。

30 ☐ ×：横紋筋 → 平滑筋

31 膀胱の内尿道口は膀胱底に開口する。

31 ☐ ○

32 膀胱三角は平滑である。

32 ☐ ○

33 膀胱の後方には男女ともに直腸が位置する。

33 ☐ ×：女性では子宮が位置する。

34 膀胱は全周を腹膜でおおわれる。

34 ☐ ×：膀胱の上面のみ覆われる。

35 膀胱は恥骨の後方に位置する。

35 ☐ ○

36 尿道の長さは男性よりも女性の方が長い。

36 ☐ ×：男性の方が長い。
男性約20 ㎝、女性約4 ㎝。

37 膀胱括約筋は横紋筋である。

37 ☐ ×：横紋筋 → 平滑筋

38 尿道括約筋は尿道隔膜部にある。

38 ☐ ○

39 男性の尿道は直線的に走行する。

39 ☐ ×：男性 → 女性

40 男性の尿道は逆行性感染を起こしやすい。

40 ☐ ×：男性 → 女性

41 男性の尿道は前立腺の中を通る。

41 ☐ ○

6 ▶生殖器

□ 男性生殖器は精子を産生する（精巣）、精子を運ぶ（精路）と附属腺、さらに交接器である（陰茎）から構成される。

□ 男性生殖器の精路は（精巣上体）→（精管）→（尿道）からなる。

□ 男性の付属生殖腺には（前立腺）や左右1対の（精嚢）、（尿道球腺）がある。

□ 精巣は（精子）をつくる左右一対の実質性器官であり、精子を蓄える（精巣上体）と一緒に被膜に包まれ（陰嚢）内に存在する。

□ 精巣の内部は（精巣中隔）により多くの（精巣小葉）に分けられ、小葉内部は（精細管）で満たされている。

□ 精子は精細管の（精上皮）で生成され、精細管の壁に存在する（セルトリ）細胞により栄養を供給される。

□ 精細管の間質に存在する（ライディッヒ）細胞は（テストステロン）などの男性ホルモンを分泌する。

□ 精巣から出る十数本の精巣輸出管は（精巣上体）に入り、ここで合流して精巣上体管となり（精管）に移行する。

□ 精管は（鼠径管）を通り腹腔に移行し、膀胱の後方を下り（前立腺）に入り（射精管）となって左右別々に（尿道）に開口する。

□ 前立腺は（膀胱）の真下に位置し、（尿道）と（射精管）に貫かれている。

□ 陰茎内部の海綿体には、背側にあり有対の（陰茎）海綿体と、腹側で尿道が通る無対の（尿道）海綿体の2種が存在する。

□ 陰嚢の皮下には（肉様膜）とよばれる（平滑）筋が存在する。

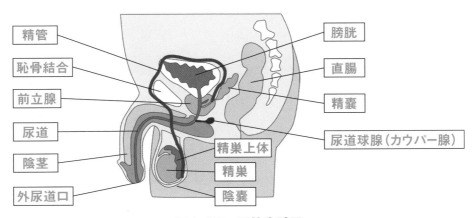

図1-10：男性生殖器

☐ 女性生殖器は卵子をつくる（卵巣）、卵子を運ぶ（卵管）、受精卵を育てる（子宮）、交接器であり産道になる（膣）、体外にある（外生殖器）からなる。

☐ 卵巣は母子頭大の（実質）性器官で（子宮）の両側に位置し、内側は（固有卵巣索）により子宮壁に、外側は（卵巣提索）により骨盤壁に連結される。

☐ 卵巣実質は中心部の（髄質）と、卵胞や黄体、白体が存在する周辺部の（皮質）に分けられる。

☐ 卵管には卵巣側の（卵管膨大部）と子宮側の（卵管峡部）がある。膨大部の先には（卵管采）が存在し、排卵された（卵子）がここから卵管に入る。

☐ 子宮は（骨盤）の中央、（膀胱）の後方、（直腸）の前方にあり、一般に（前傾・前屈）の位置をとる。

☐ 子宮の上部2/3は（子宮体部）で、上縁を（子宮底部）という。子宮の下1/3は（子宮頸部）で、下端を（子宮膣部）とよぶ。

☐ 子宮壁は（子宮内膜）（粘膜）・（子宮筋層）（平滑筋）・（子宮外膜）（漿膜）の3層からなる。

☐ 子宮内膜には表層の（機能層）と、深層の（基底層）があり、月経時には（機能層）が剥離する。

☐ 子宮と卵管を上方より覆った（腹膜）は子宮の両側に垂れ下がり、その前後が合わさって（子宮広間膜）をつくる。

☐ 膣は子宮に続く（管状）器官で、（尿道）の後方、（直腸）の前方に位置する。

☐ 女性の外生殖器は（恥丘）、（陰核）、（大陰唇）、（小陰唇）、（大前庭腺）、（膣前庭）からなる。

☐ 小陰唇は左右で合わさり前端に（陰核）という突起をつくる。また、左右の小陰唇に囲まれた部分を（膣前庭）といい、前方に（外尿道口）が、後方に（膣口）が開く。

☐ 膣前庭の両側には静脈叢でできた（前庭球）があり、膣口の後方には粘液を分泌する（大前庭腺）がある。

☐ 大陰唇は男性の（陰嚢）に、陰核は（陰茎）に、前庭球は（尿道海綿体）に、大前庭腺は（尿道球腺）に相当する。

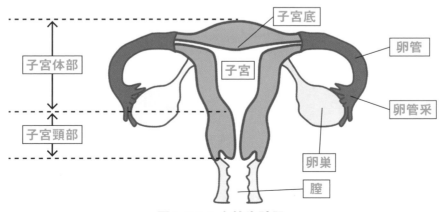

図1-11：女性生殖器

6 ▶生殖器 Q&A

Question	Answer
1 精管は精子形成の場である。	**1** ☐ ×：精子形成は精巣の精細管で行われる。
2 セルトリ細胞は男性ホルモンを分泌する。	**2** ☐ ×：セルトリ細胞 → ライディッヒ細胞
3 セルトリ細胞は精子に栄養を与える。	**3** ☐ ○
4 精巣上体は陰嚢内にある。	**4** ☐ ○
5 射精管は精巣に直接つながる。	**5** ☐ ×：精巣→精巣上体→精管→射精管→尿道の順につながる。
6 射精管は陰茎を貫く。	**6** ☐ ×：射精管が貫くのは前立腺
7 精巣、前立腺ともに左右一対存在する。	**7** ☐ ×：前立腺は無対
8 前立腺はホルモンを分泌する。	**8** ☐ ×：前立腺は精液の一部を産生するが、ホルモンは分泌しない。
9 前立腺は膀胱の真上に存在する。	**9** ☐ ×：真上 → 真下
10 前立腺は直腸から触知可能である。	**10** ☐ ○
11 精嚢は精子を蓄える。	**11** ☐ ×：精嚢 → 精巣上体
12 精管は鼠径管を通り、腹腔に入る。	**12** ☐ ○
13 陰茎の内部には軟骨組織が存在する。	**13** ☐ ×：陰茎は海綿体からなる。
14 陰茎海綿体は無対である。	**14** ☐ ×：無対 → 有対
15 ライディッヒ細胞は精巣上体に存在する。	**15** ☐ ×：精巣上体 → 精巣
16 精管の全長は約20 cmである。	**16** ☐ ×：20 ㎝ → 40〜50 ㎝
17 精管は精索中を走行する。	**17** ☐ ○
18 左右の精管は融合する。	**18** ☐ ×：融合しない。
19 陰嚢の皮下には肉様膜が存在する。	**19** ☐ ○
20 尿道は前立腺を貫く。	**20** ☐ ○
21 陰茎海綿体は腹膜に包まれる。	**21** ☐ ×：腹膜 → 白膜

22 卵巣は中腔性器官である。

22 □ ×：中腔性 → 実質性

23 卵巣は卵巣提索と固有卵巣索とで連結される。

23 □ ○

24 固有卵巣索は骨盤と卵巣を結ぶ靭帯である。

24 □ ×：骨盤 → 子宮

25 子宮円索は鼠径管を通過する。

25 □ ○

26 黄体は卵細胞を含む。

26 □ ×：黄体は排卵後の卵胞で卵細胞は含まない。

27 卵胞や黄体は卵巣の皮質にある。

27 □ ○

28 排卵が行われる部位を卵巣門という。

28 □ ×：卵巣門は、血管・リンパ管・神経が卵巣に入る部位。

29 排卵の際に卵子は卵管内に放出される。

29 □ ×：卵管 → 腹腔

30 原始卵胞は全て成熟卵胞になる。

30 □ ×：いくつかの原始卵胞が発育し、一つだけが成熟する。

31 卵管は卵巣と直接連結される。

31 □ ×：連結されていない。

32 卵管の外側端を卵管采という。

32 □ ○

33 子宮筋層は横紋筋である。

33 □ ×：横紋筋 → 平滑筋

34 子宮は前傾後屈である。

34 □ ×：前傾後屈 → 前傾前屈

35 子宮では性周期に伴う内膜の変化がみられる。

35 □ ○

36 子宮内膜の表層は基底層である。

36 □ ×：基底層 → 機能層

37 子宮前面は膀胱に接する。

37 □ ○

38 子宮を包む腹膜は両側で子宮広間膜に続く。

38 □ ○

39 月経により、子宮粘膜の基底層が脱落する。

39 □ ×：基底層 → 機能層

40 尿道は腟の前方に位置する。

40 □ ○

41 陰核は陰嚢に相当する。

41 □ ×：陰嚢 → 陰茎

42 大陰唇は陰茎に相当する。

42 □ ×：陰茎 → 陰嚢

43 大前庭腺は尿道海綿体に相当する。

43 □ ×：尿道海綿体 → 尿道球腺

44 子宮頸は腟に包まれている。

44 □ ○

▶内分泌器

- [ ] ある特定の化学物質を合成し放出することを（分泌）といい、分泌に関与する細胞群を（分泌腺）という。

- [ ] 皮膚や粘膜などの（上皮組織）が体表面から深部へ落ち込み、（分泌）作用を有するようになった細胞群が分泌腺である。

- [ ] 分泌腺には（外分泌腺）と（内分泌腺）がある。

- [ ] 外分泌腺は、体表や器官内腔に向けて（導管）を経由し分泌される

- [ ] 外分泌腺の例として（汗腺）、（涙腺）、（乳腺）、（唾液腺）などがあげられる。

- [ ] 内分泌腺の導管は発生過程で消失し、分泌物は（血液）、組織液に分泌される。

- [ ] 内分泌腺の例として、（甲状腺）、（下垂体）、（副腎）などがあげられる。

- [ ] 内分泌器官には、（下垂体）、（松果体）、（甲状腺）、副甲状腺（上皮小体）、（膵臓）、（副腎）、卵巣、精巣などがある。

- [ ] （腎臓）や（視床下部）などは内分泌腺ではないが、内分泌細胞を有する器官である。

- [ ] 下垂体は、視床下部から細い茎で下垂し、（蝶形骨）の（トルコ鞍）の中央に収まる小指頭大の内分泌器官である。

- [ ] 下垂体は、発生学的に異なる（腺性）下垂体と（神経性）下垂体からなる。

- [ ] 腺性下垂体は、腺としての構造をもち、（前葉）と（中葉）がこれにあたる。

※ヒトの下垂体中葉は，退化し痕跡的である。

- [ ] 神経性下垂体は、神経組織構造を示し、（後葉）がこれにあたる。

- [ ] 視床下部毛細血管網と下垂体前葉毛細血管網をつなぐ数本の小静脈が、（下垂体門脈）である。

- [ ] 下垂体後葉ホルモンは（視床下部）の（神経細胞）が産生し、下垂体後葉まで伸びた軸索から分泌される。※下垂体後葉に内分泌細胞は存在しない。

- [ ] 下垂体前葉は（甲状腺刺激ホルモン）、（副腎皮質刺激ホルモン）、（黄体形成ホルモン）、（卵胞刺激ホルモン）、（プロラクチン）、（成長ホルモン）などを分泌する。

- [ ] 下垂体後葉は（オキシトシン）と（バゾプレッシン）を分泌する。

- [ ] 上皮小体（副甲状腺）は、甲状腺の（背面）にある上下1対の合計4つの小体である。

☐ 上皮小体の腺細胞には、主細胞と酸好性細胞があり、ホルモン分泌を行うのは（主細胞）である。

☐ 上皮小体（副甲状腺）からカルシウム代謝に関わる（パラソルモン）が分泌される。

☐ 甲状腺は（甲状軟骨）の（前下面）にある内分泌腺である。

☐ 甲状腺は（単層立方上皮）でつくられた濾胞の集まりで、濾胞腔は（コロイド）で満たされている。

☐ 甲状腺の濾胞と濾胞の間には（傍濾胞細胞）が存在する。

☐ 甲状腺の濾胞細胞から（トリヨードサイロニン）や（サイロキシン）が分泌される。

☐ 甲状腺の傍濾胞細胞から（カルシトニン）が分泌される。

☐ 副腎は（第1腰椎）の高さに位置し、両側の（腎臓）の上に付着する内分泌器で、表層の皮質と中心部の髄質からなる。

☐ 副腎皮質は腹膜上皮に由来する（中胚葉性）の器官で、副腎髄質は（交感神経）由来の（外胚葉性）の器官である。

☐ 副腎皮質から（ステロイドホルモン）が、副腎髄質から（カテコールアミン）が分泌される。
　※カテコールアミン：ノルアドレナリン、アドレナリン、ドーパミン

☐ 副腎皮質は、表層から（球状層）、（束状層）、（網状層）の3層に分けられる。

☐ 膵臓の大部分は（消化液）を分泌する外分泌腺であるが、内分泌腺である（ランゲルハンス島）がその中に散在する。

☐ 膵臓は（頭部）、（体部）、（尾部）に分けられ、頭部は（十二指腸）で囲まれ、尾部は（脾臓）と接する。

☐ 膵ランゲルハンス島は（膵尾部）に多く存在する。

☐ 膵ランゲルハンス島内の細胞は、染色性の違いから（α細胞）と（β細胞）、（δ細胞）に区別される。※β細胞が80％を占める。

☐ 膵ランゲルハンス島から血糖調節に関わるホルモンが分泌され、α細胞からは（グルカゴン）、β細胞からは（インスリン）、δ細胞からは（ソマトスタチン）が分泌される。

☐ 松果体は（第3脳室）の後上壁から突き出すように位置する（松ぼっくり）のような形態の小体である。

☐ 松果体には、松果体細胞、神経膠細胞、無髄神経線維が存在し、松果体細胞から（メラトニン）が分泌される。

☐ メラトニンは（日内リズム）に関与する。

▶内分泌器 Q&A

Question	Answer
1 甲状腺や副腎は外分泌器官である。	**1** ☐ ×：外分泌器官 → 内分泌器官
2 外分泌腺には導管がみられる。	**2** ☐ ○
3 前立腺や肝臓、腎臓にはホルモン分泌機能がある。	**3** ☐ ×：前立腺や肝臓にはホルモン分泌機能はない。
4 下垂体は門脈系をもつ。	**4** ☐ ○
5 下垂体前葉は神経性下垂体と呼ばれる。	**5** ☐ ×：下垂体前葉は腺性下垂体
6 オキシトシンやバゾプレッシンは下垂体後葉で産生される。	**6** ☐ ×：オキシトシンやバゾプレッシンは視床下部の神経細胞が産生
7 甲状腺は中胚葉由来である。	**7** ☐ ×：甲状腺や上皮小体は内胚葉由来
8 甲状腺は単層扁平上皮でつくられた濾胞の集まりである。	**8** ☐ ×：単層扁平上皮 → 単層立方上皮
9 傍濾胞細胞からトリヨードサイロニンやサイロキシンが分泌される。	**9** ☐ ×：傍濾胞細胞 → 濾胞細胞
10 上皮小体は甲状腺の背面に位置する。	**10** ☐ ○
11 副腎は第1腰椎の高さに位置しする。	**11** ☐ ○
12 副腎皮質は腹膜上皮に由来する外胚葉の器官である。	**12** ☐ ×：外胚葉 → 中胚葉
13 副腎皮質からカテコールアミンが分泌される。	**13** ☐ ×：カテコールアミンは副腎髄質より分泌される。
14 副腎髄質は表層から球状層、束状層、網状層の3層に分けられる。	**14** ☐ ×：副腎髄質→副腎皮質
15 膵臓の尾部は脾臓に接する。	**15** ☐ ○
16 ランゲルハンス島は膵頭部に多く存在する。	**16** ☐ ×：膵頭部 → 膵尾部
17 グルカゴンはランゲルハンス島 β 細胞より分泌される。	**17** ☐ ×：$\beta \rightarrow \alpha$

8 ▶神経

- ☐ 神経細胞は（細胞体）、（樹状突起）、（軸索）に分けられる。

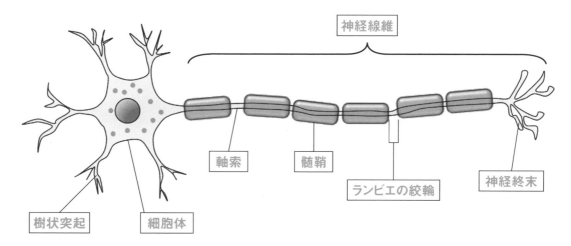

図1-12：神経細胞（有髄線維）の形態

- ☐ 興奮の伝達は（シナプス）を介しておこなわれる。

- ☐ 神経系は中枢神経［（脳、脊髄）］と末梢神経［（脳神経12対、脊髄神経31対）］からなる。

- ☐ 脳は（大脳）、（間脳）、（中脳）、（橋）、（延髄）、（小脳）に区分される。

- ☐ 中脳、橋、延髄をあわせ、（脳幹）とよぶ。

- ☐ 中枢神経は、神経細胞、髄鞘を形成する（希突起膠細胞）、血液脳関門をつくる（星状膠細胞）、貪食能を有する（小膠細胞）により構成される

- ☐ 小膠細胞以外の細胞は（外胚葉）に由来する。

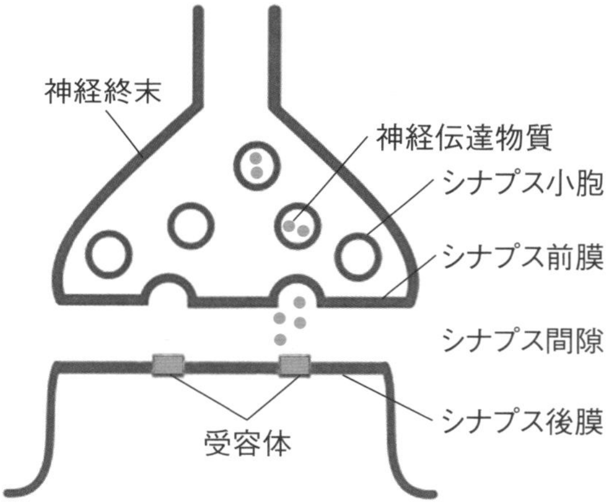

図1-13：シナプスの構造

- ☐ 神経細胞の細胞体が豊富な領域を（灰白質）、神経線維が豊富な領域を（白質）という。

- ☐ 中枢神経は外側から（硬膜）、（クモ膜）、（軟膜）に被われる。

- ☐ 硬膜は2葉から成り、（硬膜静脈洞）以外の場所では密着している。

- ☐ 脊髄の中心部はH字状の（灰白質）で、周囲は（白質）である。

□ 前角には（運動ニューロン）、後角には（感覚ニューロン）が存在している。

□ 胸髄では（側角）が発達し、（自律神経細胞）の細胞体が存在している。

□ 錐体交叉、オリーブ核は（延髄）にある。

□ 延髄には（呼吸運動）、（心臓運動）、（血管運動）などの調節中枢がある。

□ 延髄に神経核がある脳神経：（舌咽神経Ⅸ）、（迷走神経Ⅹ）、（副神経Ⅺ）、（舌下神経Ⅻ）。

□ 橋に神経核がある脳神経：（三叉神経Ⅴ）、（外転神経Ⅵ）、（顔面神経Ⅶ）、（内耳神経Ⅷ）。

□ 小脳は正中にある（虫部）と左右の（小脳半球）から成る。

□ 小脳は延髄、橋、中脳と（小脳脚）を介し連絡する。

□ 小脳表面は灰白質である（小脳皮質）で、深部は白質である（小脳髄質）である。

□ 小脳髄質には小脳への出入力を中継する（小脳核）がある。

□ 小脳は，骨格筋運動における（協調的運動）の調整などに関与する。

□ 中脳には上下1対の（上丘）と（下丘）がある。

□ 中脳には脳からの投射線維で作られる（大脳脚）がある。

□ 中脳には、随意運動の調整に関与する（赤核）と（黒質）がある。
　 ※赤核は鉄分を含むため赤くみえ，黒質はメラニンを含む。

□ 中脳に神経核がある脳神経：（動眼神経Ⅲ）、（滑車神経Ⅳ）。

□ 間脳は（視床）、（視床下部）に分けられる。

□ 視床は（体性感覚）や（深部感覚）の中継核である。

□ 視覚情報は視床の（外側膝状体）を、聴覚情報は視床の（内側膝状体）を経由する。

□ 視床下部には（体温）、（摂食）、（睡眠）、（飲水）の中枢があり、自律神経の最高中枢とされる。

□ 大脳は（大脳縦裂）により左右の半球に分けられ、（中心溝）、（外側溝）、（頭頂後頭溝）により前頭葉、頭頂葉、側頭葉、後頭葉に分けられる。

□ 大脳表面は灰白質である（大脳皮質）で、中心部には（大脳基底核）が存在する。大脳髄質は白質部分を指す。

- ☐ 大脳皮質は（回）と（溝）により面積を広げている。

- ☐ 大脳新皮質は（6）層構造である。

- ☐ 大脳皮質の各領域は、異なった働きを示し、これを（機能局在）と呼ぶ

- ☐ 古皮質には（嗅覚）を受容する領域や記憶に関与する（海馬）、本能的な情動（快・不快・怒りなど）の中枢である（大脳辺縁系）がある。

- ☐ 大脳髄質内の神経線維：左右の半球をつなぐ（交連線維）、同一半球内をつなぐ（連合線維）、脳以外の部位へ向かう（投射線維）がある。

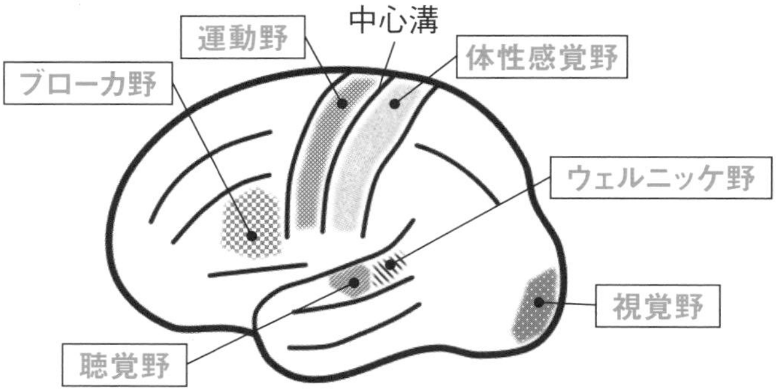

図1-14：大脳皮質の機能局在

- ☐ 脳梁は左右の大脳半球を結ぶ（交連線維束）、内包は（投射線維）の集団である。

- ☐ 大脳基底核は（淡蒼球）、（被殻）、（尾状核）、（扁桃体）で構成される部位である。

- ☐ 被殻と淡蒼球をあわせて（レンズ核）とよぶ。

- ☐ 大脳基底核は（黒質）と連絡を持ち、（運動）の調節を行う。

- ☐ 内包は（尾状核）、（レンズ核）、（視床）に囲まれる。

- ☐ 脳室は（側脳室）、（室間孔）、（第三脳室）、（中脳水道）、（第四脳室）、（中心管）で構成される。

- ☐ 第四脳室は（橋）、（延髄）、（小脳）で囲まれる。

- ☐ 第四脳室は（正中口）と（外側口）でクモ膜下腔と繋がる。

- ☐ 脳室は側脳室、第三脳室、第四脳室の（脈絡叢）で作られた脳脊髄液で満たされる。

- ☐ 脳脊髄液は脳を（衝撃）などから保護する。

- ☐ 脳脊髄液は（クモ膜顆粒）で吸収され、上矢状静脈洞に帰る。

- ☐ （脊髄視床）路と（三叉神経視床）路は、皮膚からの温度覚と痛覚の伝導路である。

- ☐ 後索路と内側毛帯には、体幹や体肢の（触覚）と（深部感覚）を伝える伝導路がある。

- ☐ 錐体路は（随意運動）の伝導路であり、（外側皮質）伝導路と（前皮質）伝導路がある。

☐ 外側皮質伝導路は（体肢）の骨格筋、前皮質脊髄路は（体幹）の筋を支配する

外側皮質脊髄路	大脳皮質（運動野）→ 大脳髄質 → 内包 → 中脳大脳脚 → 橋腹側部 → 延髄下端（錐体交差）で大部分の神経線維が反対側に交差 → 脊髄（側索）を下行 → 脊髄（前角）α運動ニューロン
前皮質脊髄路	前皮質伝導路は（錐体）で交叉せず、脊髄（前索）を下行した後に（脊髄内）で交叉して対側のα運動ニューロンに至る。

☐ 錐体路以外の下降路を（錐体外路）とよぶこともある。

☐ 末梢神経は（脳神経12対）と脊髄神経（頸神経8対、胸神経12対、腰神経5対、仙骨神経5対、尾骨神経1対）で構成される。

☐ ベルマジャンディーの法則：感覚情報は（後根）を、運動情報は（前根）を通る。

☐ 末梢神経において髄鞘を形成するのは（シュワン細胞）である。

☐ 脳神経の役割

番号：脳神経	主な機能	番号：脳神経	主な機能
Ⅰ：嗅神経	（嗅覚）	Ⅶ：顔面神経	（顔面運動）（唾液・涙液分泌）（味覚）
Ⅱ：視神経	（視覚）	Ⅷ：内耳神経	（聴覚）（平衡感覚）
Ⅲ：動眼神経	（眼球運動）（縮瞳）	Ⅸ：舌咽神経	（嚥下、唾液分泌）（味覚）
Ⅳ：滑車神経	（眼球運動）	Ⅹ：迷走神経	（内臓感覚）（内臓運動）
Ⅴ：三叉神経	（咀嚼運動）（顔面感覚）	Ⅺ：副神経	（頸部の運動）
Ⅵ：外転神経	（眼球運動）	Ⅻ：舌下神経	（舌運動）

☐ 脊髄神経前枝の一部は、互いに吻合し（神経叢）を形成する。

☐ 脊髄神経後枝は支配領域を（分節的）に支配する。

☐ 頸神経叢は（C1-C4）の前枝からなり、（小後頭神経）、（大耳介神経）、（頸横神経）、（鎖骨上神経）、（頸神経ワナ）、（横隔神経）などの枝を出す。

☐ 腕神経叢は（C5-8）と（T1）の前枝で構成され（腋窩神経）、（筋皮神経）、（正中神経）、（橈骨神経）、（尺骨神経）などの枝を出す。

☐ 腰神経叢は（T12〜L4）の前枝で構成され主な枝として（大腿神経）や（閉鎖神経）など を出す。

☐ 仙骨神経叢は（L4〜S3）の前枝で構成され主な枝として（上・下殿神経）や（坐骨神経） を出す。

☐ 基本的に自律神経は（節前ニューロン）と（節後ニューロン）から成る。例外として、（副 腎髄質）は直接節前ニューロンに支配される。

☐ 交感神経は（胸神経）と（腰神経）に含まれる。

☐ 副交感神経は（脳神経Ⅲ、Ⅶ、Ⅸ、Ⅹ）と（仙骨神経）に含まれる。

MEMO

8 ▶ 神経 Q&A

Question	Answer

1 興奮の伝導はシナプスを介しておこなわれる。

1 □ ×：伝導 → 伝達

2 中枢神経系の髄鞘形成細胞は希突起膠細胞である。

2 □ ○：末梢神経系ではシュワン細胞

3 小膠細胞は血液脳関門を形成する。

3 □ ×：血液脳関門は星状膠細胞によって形成される。

4 中枢神経系は中胚葉由来である。

4 □ ×：中胚葉 → 外胚葉

5 神経伝達物質はシナプス小胞内に存在する。

5 □ ○

6 硬膜静脈洞は、硬膜の中に作られる。

6 □ ○

7 白質には神経細胞の細胞体が豊富である。

7 □ ×：白質 → 灰白質

8 脊髄後角には感覚性の神経細胞が集まる。

8 □ ○：前角は運動性神経細胞

9 楔状束と薄束は下行性伝導路である。

9 □ ×：下行性 → 上行性

10 脳幹に橋は含まれる。

10 □ ○：中脳、橋、延髄を合わせて脳幹という。

11 延髄には、錐体交叉、オリーブ核および黒質がある。

11 □ ×：黒質は中脳

12 呼吸運動の中枢は延髄に存在する。

12 □ ○：心臓血管運動中枢もある。

13 小脳は中脳、橋、延髄とつながる。

13 □ ○：小脳脚でつながる。

14 小脳髄質には神経線維のみが存在する。

14 □ ×：小脳核もある。

15 赤核や歯状核は小脳に存在する。

15 □ ×：赤核は中脳に存在する。

16 上丘は視覚、下丘は聴覚機能に関与する。

16 □ ○

17 大脳脚は内包に続く。

17 □ ○：投射線維である。

18 視床下部はあらゆる感覚の中継地点である。

18 □ ×：視床下部 → 視床

19 外側膝状体は視覚伝導路に関与する。

19 □ ○：内側膝状体は聴覚

20 左右の大脳半球は連合線維である脳梁でつながる。

20 □ ×：連合線維 → 交連線維

㉑ 中心前回には一次感覚野が存在する。	㉑ □ ×：感覚 → 運動
㉒ 言語中枢は両半球にある。	㉒ □ ×：両側 → 片側（左半球）
㉓ 後頭葉には視覚野がある。	㉓ □ ○
㉔ 大脳皮質と脳幹や脊髄などを結ぶ線維を投射線維とよぶ。	㉔ □ ○
㉕ 情動の中枢があるのは大脳基底核である。	㉕ □ ×：基底核 → 辺縁系
㉖ 内包は尾状核とレンズ核の間に存在する。	㉖ □ ○
㉗ 脳脊髄液は脈絡叢で作られクモ膜顆粒で吸収される。	㉗ □ ○：その後、上矢状静脈洞にかえる。
㉘ 第三脳室は視床の間に存在する。	㉘ □ ○
㉙ 室間孔は側脳室と第三脳室をつなぐ。	㉙ □ ○
㉚ 脊髄の中心管は第三脳室の続きである。	㉚ □ ×：第三脳室 → 第四脳室
㉛ クモ膜下腔は脳脊髄液で満たされる。	㉛ □ ○
㉜ 感覚路は下行性伝導路である。	㉜ □ ×：下行性伝導路 → 上行性伝導路
㉝ 聴覚路は前庭神経核を中継する。	㉝ □ ×：前庭神経核 → 蝸牛神経核
㉞ 味覚路は孤束核を経由する。	㉞ □ ○：味覚情報は孤束核を経由する。
㉟ 温・痛覚は同側の脊髄内を伝わる。	㉟ □ ×：同側 → 対側
㊱ 温・痛覚は内側毛帯を通る。	㊱ □ ×：温・痛覚 → 触・圧覚
㊲ 触・圧覚は後索路を通る。	㊲ □ ○
㊳ 筋・腱からの固有感覚は大脳皮質へ向かう。	㊳ □ ×：大脳皮質 → 小脳
㊴ 脊髄視床路は上行性伝導路である。	㊴ □ ○
㊵ 錐体路の線維は必ず錐体交叉で対側へ入る。	㊵ □ ×：必ず → ほとんどが
㊶ 感覚情報は後根を通り、運動情報は前根を通る。	㊶ □ ○：ベルマジャンディーの法則
㊷ 神経叢は脊髄神経の前枝で構成される。	㊷ □ ○
㊸ 脳神経は12対ある。	㊸ □ ○：ローマ数字で表す。

44 嗅神経には運動神経が含まれる。

44 □ ×：嗅神経は感覚神経のみ

45 動眼神経は上眼窩裂を通る。

45 □ ○：外転神経・滑車神経も同じく

46 角膜の知覚は視神経によって伝えられる。

46 □ ×：視神経 → 三叉神経

47 舌の前2/3の味覚は舌咽神経に支配される。

47 □ ×：舌咽神経 → 顔面神経

48 涙腺は顔面神経支配である。

48 □ ○

49 顎下腺と舌下腺は舌咽神経支配である。

49 □ ×：顎下腺と舌下腺は顔面神経支配

50 もっとも分布域が広い脳神経は迷走神経である。

50 □ ○：胸・腹部臓器を支配する。

51 交感性神経線維を含む脳神経もある。

51 □ ×：ない。 Ⅲ、Ⅶ、Ⅸ、Ⅹが副交感性神経線維を含む。

52 後頭部の知覚は三叉神経である。

52 □ ×：三叉神経 → 頚神経（C2）

53 大後頭神経は頚神経叢に属する。

53 □ ×：頚神経叢 → 頚神経後枝

54 腕神経叢の枝は肩甲骨の運動に関与する。

54 □ ○

55 腰神経叢の神経は大腿前面に分布する。

55 □ ○

56 外側大腿皮神経は筋裂孔を通過する。

56 □ ○

57 横隔膜は肋間神経支配である。

57 □ ×：肋間神経 → 横隔神経

58 交感神経節前神経は後根を通る。

58 □ ×：後根 → 前根

59 副交感神経性線維は全ての脊髄神経に含まれる。

59 □ ×：全ての脊髄神経 → 仙骨神経

60 翼口蓋神経節は顔面神経の中継核である。

60 □ ○

61 動眼神経は瞳孔括約筋を支配する。

61 □ ○

62 咀嚼筋の運動情報は皮質脊髄路を通る。

62 □ ×：皮質脊髄路
→ 皮質延髄路（皮質核路）

63 頚神経は7対である。

63 □ ×：7対 → 8対

64 脊髄神経前枝と後枝には運動神経と感覚神経が含まれる。

64 □ ○

9 ▶感覚器

- [ ] 眼球壁は外層（線維膜）、中層（血管膜）、内層（網膜）で構成される。

- [ ] 線維膜は眼球の前1／6を包む（角膜）と後ろ5／6を包む（強膜）からなる。

- [ ] 血管膜は（虹彩）、（毛様体）、（脈絡膜）からなる。

- [ ] 虹彩の内部には輪走する（瞳孔括約筋）と放射状に走る（瞳孔散大筋）があり、（光量）の調整を行っている。

- [ ] 瞳孔括約筋は（副交感）神経（（動眼）神経）、瞳孔散大筋は（交感）神経によりそれぞれ支配される。

- [ ] 毛様体から内方に伸びる（毛様体小帯（チン小帯））は（水晶体）を支える。

- [ ] 毛様体の中には（平滑）筋性の毛様体筋があり、（水晶体）の厚みを調節し、（焦点）の調節に関与する。

- [ ] 網膜は3層の神経組織層（（視細胞）層、（双極細胞）層、（視神経細胞）層）とその外層の（色素上皮細胞）層からなる。

- [ ] 視神経が出ていく部位を（視神経円板）または（視神経乳頭）といい、（視細胞）が存在しない。

- [ ] 視神経円板のやや（外）側に（黄斑）があり、その中央部のくぼみを（中心窩）といい、視力の最も（良い）ところである。

- [ ] 光を感じる（視細胞）は網膜の（脈絡膜）側にあり、（錐体）と（杆体）の2種類に区別され、その突起の先端の（外節）で光を感受する。

- [ ] 錐体は（中心窩）付近に存在し、（色覚）に関与している。

- [ ] 杆体は網膜周辺部に多く、（明暗）の識別に関与している。

- [ ] 角膜と虹彩の間の空間を（前眼房）、虹彩と水晶体の間の空間を（後眼房）といい、（眼房水）で満たされている。

- [ ] 眼房水は（毛様体）上皮から分泌され、（後眼房）から瞳孔をへて（前眼房）へと流れ、（強膜静脈洞（シュレム管））から（眼静脈）へ吸収される。

- [ ] 眼房水の循環障害による眼圧上昇によって（緑内障）に、水晶体の白濁により（白内障）となる。

- [ ] 外耳は（耳介）と（外耳道）よりなる。

- [ ] 耳介は（集音器）の役割があり、（弾性軟骨）を骨組みとする。

☐ 外耳道の外側１／３の壁は（軟骨）で、内側２／３の壁は（骨）でできている。

☐ 外耳道には耳道腺という特殊な（アポクリン汗腺）があり、（耳垢）の成分を分泌する。

☐ 中耳は（鼓膜）、（鼓室）、（耳管）からなる。

☐ 鼓室内には（ツチ骨）、（キヌタ骨）、（アブミ骨）の耳小骨が存在する。

☐ 耳管は（鼓室）と（咽頭）をつなぐ管である。

☐ 内耳は（側頭）骨の（錐体）の中にあり、（骨迷路）と（膜迷路）からなる。

☐ 骨迷路と膜迷路の間は（外リンパ）、膜迷路内は（内リンパ）で満たされている。

☐ 骨迷路は（蝸牛）、（前庭）、（半規管）の３部からなる。

☐ 蝸牛の内部は、1階の（鼓室階）と2階の（前庭階）に分かれ、その間に（蝸牛管）が存在する。

☐ 蝸牛管の内部には（ラセン器（コルチ器））があり、（音）を感受する。

☐ 鼓膜を震わせた音の振動は耳小骨を通じて（前庭窓）に達し、（前庭階）に伝えられる。さらにその振動は（鼓室階）へと伝わる。

☐ 前庭には身体の傾きと直進する方向、その加速度を感知する（球形嚢）と（卵形嚢）があり、その内部に（平衡斑）がある。

☐ 半規管は3本の半円周形の管からなり、それぞれの途中に（膨大部）がある。その内部に（膨大部稜）があり、身体の（回転）運動の方向と加速度を感知する。

☐ 味蕾には（味細胞）と（支持細胞）の2種の円柱形の細胞が並ぶ。

☐ 舌の前２／３の味覚は（顔面）神経、舌の後１／３の味覚は（舌咽）神経に伝えられ、延髄の（孤束核）に入って視床に達し、大脳皮質の味覚野に至る。

☐ （嗅上皮）は鼻腔の天井で（篩）骨の（篩板）の下面をおおう部分で（嗅細胞）と（支持細胞）の2種の細胞から構成される。

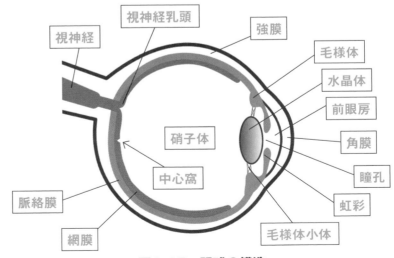

図1-15：眼球の構造

9 ▶感覚器 Q&A

Question	Answer

1 眼房水は角膜や水晶体を栄養する。

1 ☐ ○

2 角膜の知覚は顔面神経が伝える。

2 ☐ ×：顔面神経
→ 眼神経（三叉神経第1枝）

3 血管膜はブドウ膜ともいう。

3 ☐ ○

4 毛様体小帯は硝子体に付着する。

4 ☐ ×：硝子体 → 水晶体

5 瞳孔括約筋の収縮により散瞳する。

5 ☐ ×：散瞳 → 縮瞳

6 瞳孔括約筋は交感神経に支配される。

6 ☐ ×：交感神経 → 動眼神経

7 副交感神経は瞳孔散大筋を支配する。

7 ☐ ×：副交感神経 → 交感神経

8 虹彩は眼球に入る光量の調節に関与する。

8 ☐ ○

9 杆体細胞は中心窩付近に存在する。

9 ☐ ×：杆体 → 錐体

10 錐体細胞は色覚に感受性がある。

10 ☐ ○

11 視神経乳頭には視細胞が存在する。

11 ☐ ×：存在しない。

12 黄斑の内側に視神経乳頭がある。

12 ☐ ○

13 角膜と虹彩の間の空間を前眼房という。

13 ☐ ○

14 シュレム管は角膜と強膜の境界部にある。

14 ☐ ○

15 眼房水はシュレム管に吸収される。

15 ☐ ○

16 網膜の色素上皮層は単層円柱上皮よりなる。

16 ☐ ×：単層円柱上皮 → 単層立方上皮

17 視細胞は3層の神経組織層のなかで最深層にある。

17 ☐ ○

18 硝子体が白く混濁すると白内障になる。

18 ☐ ×：硝子体 → 水晶体

19 耳介軟骨は線維軟骨でつくられる。

19 ☐ ×：線維軟骨 → 弾性軟骨

20 外耳道にはアポクリン汗腺が分布する。

20 ☐ ○

21 中耳は鼓室・耳管からなる。

21 ☐ ×：鼓室・耳管 → 鼓膜・鼓室・耳管

22 耳小骨は鼓膜側からアブミ骨・キヌタ骨・ツチ骨と並ぶ。	**22** □ ×：アブミ骨・キヌタ骨・ツチ骨 → ツチ骨・キヌタ骨・アブミ骨
23 ツチ骨には鼓膜張筋が付着する。	**23** □ ○
24 アブミ骨筋は内耳神経の枝に支配される。	**24** □ ×：内耳神経 → 顔面神経
25 耳管は内耳と咽頭をつなぐ。	**25** □ ×：内耳 → 鼓室
26 アブミ骨は蝸牛窓と接する。	**26** □ ×：蝸牛窓 → 前庭窓
27 骨迷路と膜迷路の間は内リンパで満たされている。	**27** □ ×：内リンパ → 外リンパ
28 内耳は側頭骨の錐体の中にある。	**28** □ ○
29 前庭階は内リンパで満たされている。	**29** □ ×：内リンパ → 外リンパ
30 音の振動は鼓室階から前庭階へと伝わる。	**30** □ ×：前庭階から鼓室階へと伝わる。
31 コルチ器は蝸牛管内に存在する。	**31** □ ○
32 平衡斑は球形嚢と卵形嚢内に存在する。	**32** □ ○
33 前庭階は前庭に存在する。	**33** □ ×：前庭 → 蝸牛
34 卵形嚢は前庭に存在する。	**34** □ ○
35 半規管は身体の傾きを感知する。	**35** □ ×：身体の傾き → 回転運動の方向
36 舌の前２／３の味覚は舌咽神経が伝える。	**36** □ ×：舌咽神経 → 顔面神経
37 味覚野は側頭葉に存在する。	**37** □ ×：側頭葉 → 頭頂葉
38 嗅上皮は鼻腔の天井に存在する。	**38** □ ○

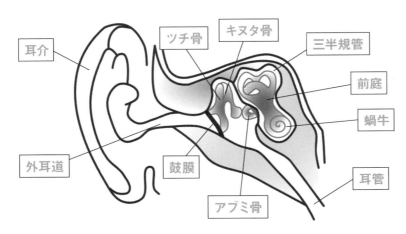

図1-16：耳の構造

10 ▶運動器　総論（骨・関節・筋）

☐　骨の役割として支持、運動、保護、（電解質）の貯蔵、（造血）機能がある。

☐　骨内部には（骨髄）が存在する。造血機能を持つ骨髄を（赤色）骨髄、脂肪で置換され造血機能がなくなった骨髄を（黄色）骨髄と呼ぶ。

☐　成人の骨格は約（200）個の骨で構成されており、長骨・短骨・扁平骨・含気骨・不規則骨に大別できる。

☐　骨質の外層は（緻密質）、内層は（海綿質）で構成されている。

☐　長骨の両端を（骨端）、間を（骨幹）と呼ぶ。骨端では（海綿）質が多く、骨幹では（緻密）質が多い。

☐　骨は関節面を除き、線維性密性結合組織で作られている（骨膜）に包まれる。骨膜には（血管）（神経）が豊富に存在する。

☐　関節軟骨には（血管）が存在せず、滑膜から分泌される（滑液）によって栄養されている。

☐　緻密質は、血管を中心に同心円状の層板が並ぶ。この同心円状の層板を（ハバース層板）、層板の中心に存在し縦に走る血管腔を（ハバース）管と呼ぶ。

☐　骨表面に平行に配列する層板を（基礎）層板と呼び、この層板を貫き、横に走る血管腔を（フォルクマン）管と呼ぶ。

☐　骨の発生としては、まず軟骨で骨の原型が作られた後、軟骨組織が破壊され骨組織に置き換えられる（軟骨内）骨化と結合組織中に適接骨質が付加される（膜内）骨化の2つの様式がある。

☐　軟骨内骨化で作られた骨を（置換）骨と呼び、膜内骨化で作られた骨を（付加）骨と呼ぶ。

☐　骨と骨の連結には、2つの骨が線維性結合組織で結合している（線維性）の連結・2つ以上の骨が軟骨で結合される（軟骨性）の連結・骨と骨の間に関節腔が介在し、内面に滑膜が存在する（滑膜性）の連結（狭義の関節）がある。

☐　線維性の連結には、黄色靭帯による椎弓の連結などでみられる（靭帯結合）、頭蓋骨の連結にみられる（縫合）、歯根と歯槽の連結にみられる（釘植）の3種類がある。

☐　恥骨結合は（軟骨）性の連結である。

☐　関節は、凸面を持つ（関節頭）と凹面を持つ（関節窩）からなり、両関節面は硝子軟骨である（関節軟骨）におおわれる。連結部は（関節包）に包まれ、間隙には（関節腔）が作られる。

☐　関節包の外膜を（線維膜）と呼び、密性結合組織で作られている。関節包にある滑膜からは（滑液）が分泌される。

□ 蝶番関節、ラセン関節、車軸関節は、運動軸が1軸のみの関節である（一軸性）関節である。

□ 楕円関節、鞍関節は、2軸を中心として働く関節である（二軸性）関節である。

□ 球関節、平面関節は、3軸以上の関節である（多軸性）関節である。

□ 可動性がほとんどない関節を（半）関節と呼ぶ。

□ 蝶番関節には（腕尺）関節、（指節間）関節がある。蝶番関節の変形であるラセン関節には（距腿）関節がある。車軸関節には（上橈尺）関節がある。

□ 楕円関節には（橈骨手根）関節がある。鞍関節には（母指の手根中手）関節がある。

□ 球関節には（肩）関節がある。球関節の中で関節窩が特に深い臼状関節には（股）関節がある。平面関節は相対する関節面が平面であり、運動は主に横滑りでわずかに動く。平面関節には（椎間）関節がある。

□ 半関節には（仙腸）関節がある。

□ 心筋は固有心筋と特殊心筋により構成されている。固有心筋の細胞は（ギャップ）結合によって結合されているため全体がまとまって収縮をする（機能的合胞体）の性質を持つ。

	核の数	横紋構造	ギャップ結合	神経支配
骨格筋（随意筋）	（多核）	（あり）	（なし）	（運動）神経
心筋（不随意筋）	（単核）	（あり）	（あり）	（自律）神経
平滑筋（不随意筋）	（単核）	（なし）	（あり）	（自律）神経

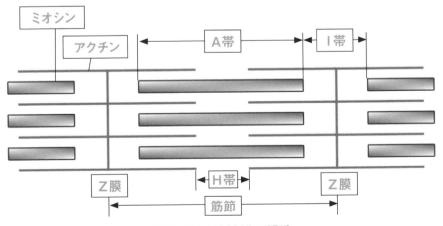

図1-17：筋線維の構造

Question	Answer
1 造血機能を持つ骨髄を黄色骨髄と呼ぶ。	**1** □ ×：黄色骨髄 → 赤色骨髄
2 骨の外層は海綿質で構成されている。	**2** □ ×：外層は緻密質、内層は海綿質で構成されている。
3 成人の骨格は約200個の骨で構成されている。	**3** □ ○
4 長骨の骨端は緻密質が多い。	**4** □ ×：緻密質 → 海綿質
5 骨膜には神経が存在しない。	**5** □ ×：血管・神経が豊富に存在する。
6 関節軟骨には血管が存在しない。	**6** □ ○
7 滑液は滑膜から分泌される。	**7** □ ○
8 緻密質に存在する同心円状の層板を基礎層板と呼ぶ。	**8** □ ×：基礎層板 → ハバース層板
9 長骨ではフォルクマン管は長軸と並行に走行している。	**9** □ ×：長軸と垂直に走行している。
10 軟骨組織が破壊され骨組織に置き換えられる骨化を膜内骨化と呼ぶ。	**10** □ ×：膜内骨化 → 軟骨内骨化
11 軟骨内骨化で作られた骨を置換骨と呼ぶ。	**11** □ ○
12 関節面は線維性結合組織で覆われる。	**12** □ ×：硝子軟骨である関節軟骨に覆われる。
13 滑膜性の連結は狭義の関節である。	**13** □ ○
14 関節包の外膜を線維膜と呼ぶ。	**14** □ ○
15 ラムダ縫合は軟骨性の連結である。	**15** □ ×：軟骨性 → 線維性
16 恥骨結合は滑膜性の連結である。	**16** □ ×：滑膜性 → 軟骨性
17 釘植は線維性の連結である。	**17** □ ○
18 靭帯結合は線維性の連結である。	**18** □ ○
19 楕円関節は一軸性関節である。	**19** □ ×：一軸性関節 → 二軸性関節

20 球関節は二軸性関節である。

20 □×：二軸性関節 → 多軸性関節

21 可動性がほとんどない関節をラセン関節と呼ぶ。

21 □×：ラセン関節 → 半関節

22 上橈尺関節は車軸関節である。

22 □○

23 距腿関節はラセン関節である。

23 □○

24 腕尺関節は車軸関節である。

24 □×：車軸関節 → 蝶番関節

25 母指の手根中手関節は鞍関節である。

25 □○

26 指節間関節は球関節である。

26 □×：球関節 → 蝶番関節

27 股関節は関節窩が浅い。

27 □×：関節窩が深いので、臼状関節である。

28 椎間関節は平面関節である。

28 □○

29 仙腸関節は車軸関節である。

29 □×：車軸関節 → 半関節

30 橈骨手根関節は平面関節である。

30 □×：平面関節 → 楕円関節

31 肩関節は車軸関節である。

31 □×：車軸関節 → 球関節

32 骨格筋は不随意筋である。

32 □×：不随意筋 → 随意筋

33 心筋は多核である。

33 □×：多核 → 単核

34 平滑筋の支配神経は運動神経である。

34 □×：運動神経 → 自律神経

35 骨格筋には横紋構造がない。

35 □×：横紋構造がある。

36 平滑筋は横紋筋細胞である。

36 □×：横紋構造がない平滑筋細胞

37 心筋は随意筋である。

37 □×：随意筋 → 不随意筋

38 骨格筋にはギャップ結合がある。

38 □×：ギャップ結合はない。

39 心筋にはギャップ結合がある。

39 □○

40 心筋は固有心筋と特殊心筋により構成される。

40 □○

41 心筋は機能的合胞体の性質をもつ。

41 □○

☐　脊柱は頸椎（7）個、胸椎（12）個、腰椎（5）個、仙骨（1）個、尾骨1個から構成される。

☐　椎骨は腹側の（椎体）と背側の（椎弓）からなり、（椎孔）を囲む。

☐　椎孔は上下に重なり、（脊柱管）を構成し、（脊髄）を入れる。

☐　椎骨の椎弓からは（棘）突起、（横）突起、（上関節）突起、（下関節）突起の4種の突起がでる。

☐　上位椎骨の下関節突起は下位椎骨の上関節突起との間で（椎間関節）をつくる。

☐　上下椎骨の（下椎切痕）と（上椎切痕）との間の孔を（椎間孔）とよび、ここから（脊髄神経）が出る。

☐　頸椎の特徴は横突起に（横突孔）とよぶ孔が存在することで、この孔を（椎骨動・静脈）が通る。

☐　第1頸椎は（椎体）を欠き、全体として環状で（環椎）ともよばれる。

☐　第2頸椎は（軸椎）ともよばれ、椎体の上面から上方に（歯突起）が突出し、回旋運動の軸となる。

☐　第7頸椎の棘突起は長く突隆するため、（隆椎）ともいう。

☐　第1頸椎の（歯突起窩）と第2頸椎の歯突起により（正中環軸）関節がつくられる。

☐　第1頸椎の上面には後頭骨と関節する（環椎後頭）関節がある。

☐　胸椎椎体の側面には（肋骨）窩が存在し、第1〜10胸椎の横突起は（横突肋骨）窩をもつが、第11、12胸椎にはない。

☐　腰椎では肋骨が退化し癒合した（肋骨突起）がみられ、後下方にある（副突起）と（乳頭突起）が本来の横突起に相当する。

☐　仙骨の上方を（仙骨底）とよび、下方を（仙骨尖）とよぶ。

☐　仙骨底の前縁は強く（前方）に張り出し（岬角）を形成する。

☐　仙骨は全体的に（後方）に弯曲し、前面の正中部には4条の（横線）があり5個の仙椎の癒合部である。

☐　仙骨の横線の外側に4対の（前仙骨孔）が存在し、（仙骨）神経の前枝が通る。

☐　仙骨後面の正中部の隆起を（正中仙骨稜）といい、その両側の不完全な稜線を（中間仙骨稜）という。

□ 仙骨の後仙骨孔には、（仙骨）神経の後枝が通る。

□ 仙骨の側面には（耳状面）とよばれる大きな関節面があり、寛骨と（仙腸関節）をつくる。

□ 成人の脊柱は頚部と腰部で（前方）に、胸部と仙尾部で（後方）に弯曲し、（S字）状の曲線を描く。

□ 胎児の脊柱は（後弯）のみであり（一次弯曲）、頚・腰部の（前弯）（二次弯曲）は生後、直立位が可能になってから形成される。

□ 椎間円板は第（2・3）頚椎間から第（5）腰椎・仙骨間まで存在し、椎体を互いに連結する。

□ 椎間円板は中心部の（髄核）と外周の（線維輪）からなる。

□ 脊柱全長にわたり（前縦）靭帯、（後縦）靭帯が付着し、脊柱を安定化する。

□ 上下の椎骨の椎弓間を連結する靭帯は多量の（弾性）線椎を含み黄色を呈し、（黄色）靭帯とよばれる。

□ 棘突起間を結ぶ靭帯を（棘間）靭帯とよぶ。

□ 棘突起後端を結び上下に走る靭帯を（棘上）靭帯とよぶ。

□ 頚部で棘突起後端を結ぶ靭帯を（項）靭帯とよぶ。

□ （椎間）関節は上位の椎骨にある下関節突起と下位の椎骨にある上関節突起との間にできる（平面）関節である。

□ 後頭骨と第1頚椎（環椎）・第2頚椎（軸椎）との間の関節を（頭）関節とよび、（環椎後頭）関節と（環軸）関節がある。

□ 環椎の上関節面と後頭骨の後頭顆との間にできる関節を（環椎後頭）関節という。

□ 環椎と軸椎との間にできる関節を（環軸）関節といい、（正中環軸）関節と（外側環軸）関節がある。

□ 軸椎歯突起後方を通る（環椎横）靭帯は、環椎（回旋）時に歯突起を固定する役割を果たす。

※椎骨の構造はp51 図1-18、1-19を参照。

Question	Answer
1 脊柱と鎖骨は関節を形成する。	**1** □ ×：脊柱と関節をつくるのは後頭骨、肋骨、寛骨
2 脊椎は頸椎8個、胸椎12個、腰椎5個、仙骨1個、尾骨で構成される。	**2** □ ×：頸椎は7個
3 上位椎骨の下関節突起は下位椎骨の上関節突起と椎体間結合をつくる。	**3** □ ×：椎体間結合 → 椎間関節
4 第1頸椎には特徴的な椎体が存在する。	**4** □ ×：第1頸椎は椎体を欠く。
5 第1頸椎の横突起の基部には他の頸椎と同様に横突孔がある。	**5** □ ○
6 頸椎の横突孔は椎骨動脈、椎骨静脈の通路である。	**6** □ ○
7 第2頸椎は環椎とよばれる。	**7** □ ×：環椎 → 軸椎　※環椎は第1頸椎
8 第7頸椎は軸椎とよばれる。	**8** □ ×：軸椎 → 隆椎　※軸椎は第2頸椎
9 第7頸椎の棘突起は体表から容易に触知できる。	**9** □ ○
10 頸椎には肋骨突起がみられる。	**10** □ ×：肋骨突起は腰椎に存在する。
11 第1頸椎と第2頸椎の間の関節を環軸関節という。	**11** □ ○
12 胸椎椎体の側面には肋骨窩が、横突起には横突肋骨窩がみられる。	**12** □ ○
13 胸椎には副突起がみられる。	**13** □ ×：副突起は腰椎に存在
14 腰椎には乳頭突起がみられる。	**14** □ ○
15 腰椎には側方に向かって大きく突き出す横突起がある。	**15** □ ×：横突起 → 肋骨突起　※肋骨突起は肋骨が退化し腰椎に癒合したもの
16 仙骨の上方は仙骨尖とよび、下方は仙骨底とよぶ。	**16** □ ×：仙骨の上方を仙骨底、下方を仙骨尖という。
17 第1仙椎上面前方への突出部を岬角という。	**17** □ ○

18 椎孔は上下に重なって、脊柱管を構成し、脊髄神経を入れる。

18 □ ○

19 上下椎骨の下椎切痕と上椎切痕からなる孔を椎間孔とよぶ。

19 □ ○

20 脊柱の全長にわたって、椎体の前面に張る靭帯を前縦靭帯という。

20 □ ○

21 上・下の椎骨の棘突起間に張る靭帯を黄色靭帯という。

21 □ ×：黄色靭帯 → 棘間靭帯

22 仙椎（5個）の椎孔が癒合してできた管を仙骨孔という。

22 □ ×：仙骨孔 → 仙骨管

23 脊柱は頸部と腰部で後方に弯曲し、胸部と仙尾部は前方に弯曲する。

23 □ ×：頸部、腰部が前弯、胸部と仙尾部は後弯

24 胎児脊柱の後方凸の一つの弯曲を一次弯曲とよぶ。

24 □ ○

25 頸部前弯、腰部前弯を二次弯曲という。

25 □ ○

26 上下の椎体を連結しているのは椎間円板である。

26 □ ○

27 第1頸椎と第2頸椎の間には強靭な椎間円板がある。

27 □ ×：第1・2頸椎間は環軸関節を構成し椎間板はない。

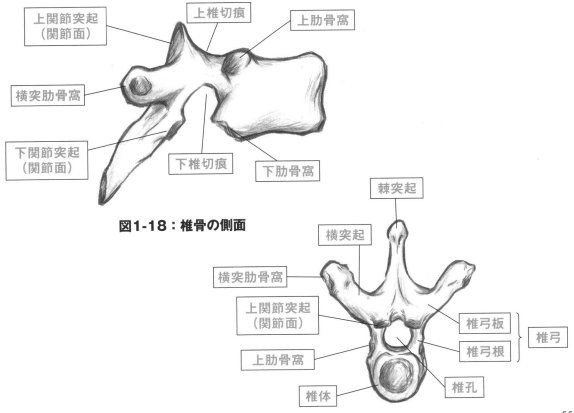

図1-18：椎骨の側面

上関節突起（関節面）　上椎切痕　上肋骨窩

横突肋骨窩

下関節突起（関節面）　下椎切痕　下肋骨窩

棘突起

横突起

横突肋骨窩

上関節突起（関節面）

上肋骨窩

椎弓板

椎弓根

椎弓

椎孔

椎体

図1-19：椎骨の上面

☐ 胸郭は（胸壁）の骨格であり、胸骨（1）個、肋骨（12）対、胸椎（12）個で構成される。

☐ 胸郭が取り囲む腔を（胸腔）とよぶ。

☐ 胸郭上口は（第1胸椎）、（第1肋骨）、（胸骨柄上縁）から構成される。

☐ 胸郭下口は（第12胸椎）、（第12肋骨）、（第7～10肋軟骨）、（剣状突起）から構成される。

☐ 胸骨は胸郭（前面正中）部にある（扁平）骨で、（胸骨柄）、（胸骨体）、（剣状突起）の3部からなる。

☐ 胸骨柄上縁には（頸切痕）があり、その外側端には（鎖骨切痕）とよばれる切れ込みがある。

☐ 胸骨柄の外側には第1肋軟骨が連結するための切れ込みである（肋骨切痕）が存在する。

☐ 胸骨体側縁には第（2～7）肋軟骨と連結する（6）対の肋骨切痕がある。

☐ 胸骨柄と胸骨体との結合部である（胸骨柄）結合は（胸骨角）とよばれ、前方にやや突出しているため皮膚の上から容易に触知可能である。

☐ 胸骨下端のくぼみ、いわゆる"みぞおち"には（剣状突起）が存在する。

☐ 肋骨は（12）対の細長く弯曲した（扁平）な骨で、後方の骨質を（肋硬骨）といい、前方の軟骨質を（肋軟骨）という。

☐ 肋骨（肋硬骨）は（肋骨頭）、（肋骨頸）、（肋骨体）の3部からなる。

☐ 肋骨の後端を（肋骨頭）とよび、胸椎椎体の肋骨窩と関節する（肋骨頭関節面）がある。

☐ 肋骨頭の外前方には（肋骨結節）が突出し、胸椎の横突起の横突肋骨窩と関節する（肋骨結節関節面）がある。

☐ 肋骨体の内面には（肋骨溝）があり、（肋間）神経や（肋間動・静脈）が通る。

☐ 肋骨結節の外側方で強く湾曲する部分を（肋骨角）とよび、各肋骨の肋骨角は脊柱にほぼ（平行）に並ぶ。

☐ 第1肋骨には（前斜角筋結節）があり、結節の前方には（鎖骨下静脈溝）、後方には（鎖骨下動脈溝）がある。

☐ 第1～7肋骨の肋軟骨と肋骨切痕との間の連結を（胸肋）関節という。

☐ 胸骨柄には頸切痕・鎖骨切痕が（1）対、肋骨切痕が（2）対ある。

☐ 第（8～10）肋軟骨は胸骨とは直接には連結せず、上位の肋軟骨につき、（軟骨間）関節という。

□ 胸骨と直接に連結する第（1～7）肋骨を（真肋）とよび、胸骨に直接達しない第（8～12）肋骨を（仮肋）とよぶ。

□ 第（11、12）肋骨は胸骨とは連結しておらず（浮遊肋）という。

□ 肋骨頭関節面と肋骨窩との関節を（肋骨頭）関節という。

□ 肋骨頭関節で第（1）、（11）、（12）肋骨の肋骨頭は胸椎の単一の肋骨窩と連結する。

□ 肋骨結節関節面と横突肋骨窩との関節を（肋横突）関節という。

□ 第11、12肋骨には（関節腔）がなく、（線維）性連結をなす。

□ 頭蓋骨は（15）種（23）個の骨から構成され、（脳頭蓋）と（顔面頭蓋）に分けられる。

□ 脳頭蓋には（後頭）骨、（蝶形）骨、（側頭）骨、（頭頂）骨、（前頭）骨、（篩）骨がある。

□ 頭蓋骨間の大部分は不動性の（縫合）により結合するが、蝶形骨と後頭骨の間は（軟骨）結合である。

□ 前頭骨と左右の頭頂骨は（冠状）縫合、左右の頭頂骨は（矢状）縫合、後頭骨と左右の頭頂骨は（ラムダ）縫合、頭頂骨と側頭骨は（鱗状）縫合により結合する。

□ （顎）関節は頭蓋骨で唯一の可動性結合であり、（側頭）骨と（下顎）骨との間に存在する。

□ 顎関節の関節腔には（関節円板）が存在する。

□ （舌骨）は関節を形成せず独立しており、（靭帯）や（筋）で結合される。

□ 後頭骨は脳頭蓋の（後下部）を構成する骨で、下面には（大後頭孔）がある。

頭蓋にある孔	孔を通る神経、血管
正円孔	（上顎神経）
卵円孔	（下顎神経）
上眼窩裂	（動眼神経）、（滑車神経）、（外転神経）、（眼神経）
視神経管	（視神経）、（眼動脈）
オトガイ孔	（オトガイ神経）、（オトガイ動脈・静脈）
眼窩上孔	（眼窩上神経）
眼窩下孔	（眼窩下神経）

Question	Answer
1 胸郭は鎖骨、胸骨、肋骨で構成される。	**1** □ ×：鎖骨 → 胸椎
2 肋骨は12個、胸椎は12対である。	**2** □ ×：肋骨12対、胸椎12個
3 胸郭上口は鎖骨、第1胸椎、第1肋骨から構成される。	**3** □ ×：鎖骨 → 胸骨上縁
4 胸骨は胸骨柄、胸骨体、剣状突起の3部からなる。	**4** □ ○
5 胸骨柄上縁には鎖骨切痕、その外側には肋骨切痕がある。	**5** □ ×：胸骨柄上縁には頸切痕、その外側には鎖骨切痕
6 胸骨体の側縁には4対の肋骨切痕がある。	**6** □ ×：4対 → 6対
7 胸骨柄と胸骨体との結合部を胸骨柄結合とよぶ。	**7** □ ○
8 胸骨柄結合部（胸骨角）は皮膚の上から容易に触知できる。	**8** □ ○
9 胸骨の下端は茎状突起である。	**9** □ ×：茎状突起 → 剣状突起
10 肋骨前方の骨質を肋硬骨という。	**10** □ ×：前方 → 後方　※前方は肋軟骨
11 第1肋骨には前斜角筋結節がある。	**11** □ ○
12 胸骨と直接に連結する第1〜7肋骨を仮肋とよぶ。	**12** □ ×：仮肋 → 真肋
13 第11、12肋骨は胸骨とは連結しておらず仮肋という。	**13** □ ×：仮肋 → 浮遊肋
14 頭蓋骨は6種8個の骨から構成される。	**14** □ ×：6種8個 → 15種23個
15 頭蓋骨は脳頭蓋と顔面頭蓋に分けられる。	**15** □ ○
16 後頭骨、蝶形骨、側頭骨、鼻骨は脳頭蓋に分類される。	**16** □ ×：鼻骨は顔面頭蓋に含まれる。
17 前頭骨と頭頂骨の間の縫合をラムダ縫合という。	**17** □ ×：ラムダ縫合 → 冠状縫合
18 左右の頭頂骨の間の縫合を矢状縫合という。	**18** □ ○
19 蝶形骨は頭蓋から離れ、靭帯や筋で結合される。	**19** □ ×：蝶形骨 → 舌骨

20 顎関節は側頭骨と下顎骨との間に存在する。 ┈┈ **20** □ ○

21 下顎神経は正円孔を通る。 ┈┈ **21** □ ×：正円孔 → 卵円孔
　　　　　　　　　　　　　　　　　　　　　　　　　　　　　　　　　※正円孔は上顎神経が通る。

22 視神経は上眼窩裂を通る。 ┈┈ **22** □ ×：上眼窩裂 → 視神経管

23 動眼神経は上眼窩裂を通る。 ┈┈ **23** □ ○

24 顔面神経は内耳孔を通る。 ┈┈ **24** □ ○

25 上顎神経は卵円孔を通る。 ┈┈ **25** □ ×：卵円孔 → 正円孔

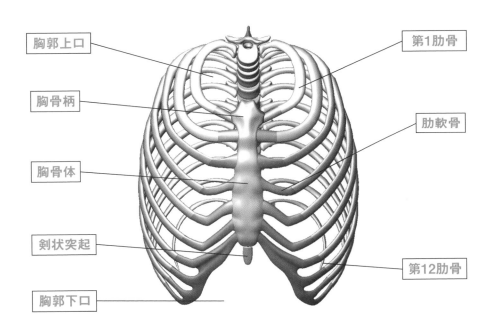

胸郭上口　第1肋骨　胸骨柄　肋軟骨　胸骨体　剣状突起　第12肋骨　胸郭下口

図1-20: 胸郭

MEMO

- [ ] 肩甲骨前面は（肋骨面）ともよばれ、その浅く大きいくぼみを（肩甲下窩）といい（肩甲下）筋の起始部となる。

- [ ] 肩甲骨後面には上部約（1/3）に（外上方）に斜走する棚状の骨隆起［（肩甲棘）］があり、その外側端を（肩峰）という。

- [ ] 肩峰は鎖骨の外側端と（肩鎖）関節をつくる。

- [ ] 肩甲骨背側面は肩甲棘により上部の（棘上窩）と下部の（棘下窩）とに二分される。

- [ ] 肩甲骨関節窩の直上に（関節上結節）、下方に（関節下結節）とよばれる粗面がある。

- [ ] 肩甲骨関節窩の基部はやや細くなっており（肩甲頸）とよばれる。

- [ ] 肩甲頸から鈎状の突起である（烏口突起）が突出する。

- [ ] 肩甲骨上縁と烏口突起基部との境に（肩甲切痕）とよぶ切れ込みがあり、その上部を（上肩甲横）靭帯が橋渡しして（肩甲上）神経が通る孔を形成する。

- [ ] 鎖骨の内側端は（胸骨端）、外側端は（肩峰端）とよばれる。

- [ ] 上腕骨上端には半球状の（上腕骨頭）があり、肩甲骨（関節窩）と肩関節をつくる。

- [ ] 上腕骨頭基部の浅い溝を（解剖頸）といい、上腕骨頭後外側の隆起を（大結節）、前内側の隆起を（小結節）という。

- [ ] 上腕骨の大結節と小結節の間には（結節間溝）があり、（上腕二頭）筋の長頭腱が通る。

- [ ] 上腕骨の（外科頸）は骨折の好発部位となり、（三角筋粗面）には三角筋が停止する。

- [ ] 上腕骨体後面には、上内側方から下外側方に向う浅い（橈骨神経溝）があり、（橈骨）神経がこれに沿って通る。

- [ ] 上腕骨下端は内側および外側で著しく突出し、（内側上顆）、（外側上顆）とよばれる。

- [ ] 上腕骨内側上顆と外側上顆を除く上腕骨下端部のふくらみを（上腕骨顆）とよぶ。

- [ ] 上腕骨（滑車）は尺骨の滑車切痕と（腕尺）関節をつくり、上腕骨（小頭）は橈骨頭の上面と（腕橈）関節をつくる。

- [ ] 上腕骨の（鈎突窩）には肘関節屈曲時に尺骨の（鈎状突起）が入り、（肘頭窩）には肘関節伸展時に尺骨の（肘頭）が入る。

- [ ] 上腕骨小頭上方の前面には（橈骨窩）があり、肘関節屈曲時に（橈骨頭）が入る。

☐ 上腕骨内側上顆の後面には（尺骨神経溝）があり（尺骨）神経が通る。

☐ 橈骨頭側面を（関節環状面）といい、尺骨の橈骨切痕と（上橈尺）関節をつくる。

☐ 橈骨体は（三角柱）状で、内側にある（骨間縁）には（前腕骨間膜）が張る。

☐ 橈骨下端内側の（尺骨切痕）と尺骨下端の関節環状面は（下橈尺）関節をつくる。

☐ 橈骨の下端外側には（茎状突起）が下方に向かい突出する。

☐ 橈骨の下端下面を（手根関節面）とよび、（近位列手根骨）との関節面をなす。

☐ 尺骨上端には（肘頭）と（鈎状突起）とよばれる二つの突起がみられる。

☐ 尺骨下端は（鈍円）状に軽くふくらみ（尺骨頭）とよばれる。

☐ 尺骨の下端内側には（茎状突起）が下方に向かい突出する。

☐ 手根骨近位列は橈側より（舟状）骨、（月状）骨、（三角）骨、（豆状）骨から構成される。

☐ 手根骨遠位列は橈側より（大菱形）骨、（小菱形）骨、（有頭）骨、（有鈎）骨から構成される。

☐ 手根骨掌側には（豆状骨）と（有鈎骨鈎）からなる尺側の隆起と、（舟状骨結節）と（大菱形骨結節）からなる橈側の隆起により、中央に（手根溝）とよばれる溝が形成される。

☐ 手根溝両側の隆起間には（屈筋支帯）が張り、手根溝を覆い（手根管）となる。

☐ 手根管には（正中）神経、滑液鞘に包まれた（長母指屈筋）腱、（浅指屈筋）腱、（深指屈筋）腱が通る。

☐ 中手骨は近位端の（中手骨底）、中央の（中手骨体）、遠位端の（中手骨頭）の3部からなる。

☐ 手の第2〜5指は近位側から（基節）骨、（中節）骨、（末節）骨の3個の指骨から構成される。

☐ 手の第1指（母指）では（中節）骨がなく（基節）骨と（末節）骨から構成される。

☐ 手の種子骨は（掌側）の腱中に存在し、骨との（摩擦）を防いでいる。

☐ （第1中手）骨遠位端には（2）個の種子骨がみられ、第2中手骨遠位端や第5中手骨遠位端などでも、（1）個の種子骨がみられることがある。

※上肢骨の構造はp59 図1-21、1-22、1-23を参照。

61

13 ▶骨・関節　各論（上肢骨）Q&A

Question	Answer
1 肩甲骨関節窩の下方には関節下結節がある。	**1** □○
2 肩甲骨の肩甲棘外側端は肩峰となる。	**2** □○
3 鎖骨と上腕骨で関節がつくられる。	**3** □×：鎖骨と上腕骨は関節をつくらない。
4 肩甲切痕は上腕骨に存在する。	**4** □×：上腕骨 → 肩甲骨
5 鎖骨の内側を肩峰端という。	**5** □×：肩峰端 → 胸骨端 肩峰端は外側端である。
6 上腕骨の結節間溝には上腕三頭筋の長頭腱が通る。	**6** □×：上腕三頭筋 → 上腕二頭筋
7 三角筋粗面は鎖骨に存在する。	**7** □×：鎖骨 → 上腕骨
8 尺骨神経溝は尺骨に存在する。	**8** □×：尺骨 → 上腕骨
9 肘頭窩は上腕骨に存在する。	**9** □○
10 上腕骨の解剖頸は骨折の好発部位である。	**10** □×：解剖頸 → 外科頸
11 滑車切痕は上腕骨にある。	**11** □×：上腕骨 → 尺骨
12 大結節は上腕骨に存在する。	**12** □○
13 前腕の骨は橈骨と腓骨である。	**13** □×：腓骨 → 尺骨
14 尺骨の上端には肘頭と鈎状突起がみられる。	**14** □○
15 滑車切痕は橈骨に存在する。	**15** □×：橈骨 → 尺骨
16 手根骨は7個、足根骨は8個の骨で構成される。	**16** □×：手根骨8個、足根骨7個
17 手根骨の近位列は豆状骨、三角骨、有頭骨、舟状骨からなる。	**17** □×：有頭骨 → 月状骨
18 手根管には正中神経が通る。	**18** □○
19 手の指骨の第1指（母指）は基節骨を欠く。	**19** □×：基節骨 → 中節骨

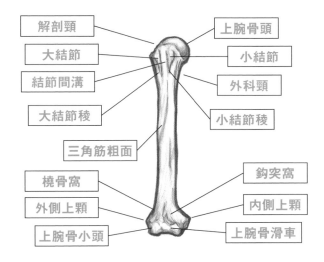

図1-21：上腕骨

解剖頸 / 上腕骨頭 / 大結節 / 小結節 / 結節間溝 / 外科頸 / 大結節稜 / 小結節稜 / 三角筋粗面 / 橈骨窩 / 鈎突窩 / 外側上顆 / 内側上顆 / 上腕骨小頭 / 上腕骨滑車

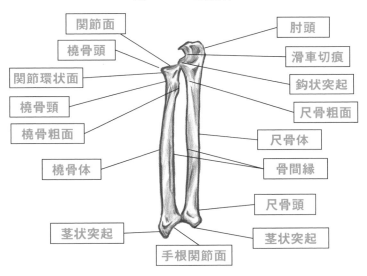

図1-22：前腕の骨

関節面 / 肘頭 / 橈骨頭 / 滑車切痕 / 関節環状面 / 鈎状突起 / 橈骨頸 / 尺骨粗面 / 橈骨粗面 / 尺骨体 / 橈骨体 / 骨間縁 / 尺骨頭 / 茎状突起 / 茎状突起 / 手根関節面

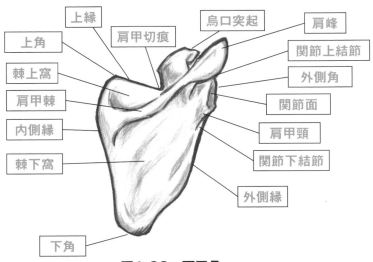

図1-23：肩甲骨

上縁 / 烏口突起 / 肩峰 / 上角 / 肩甲切痕 / 関節上結節 / 棘上窩 / 外側角 / 肩甲棘 / 関節面 / 内側縁 / 肩甲頸 / 棘下窩 / 関節下結節 / 外側縁 / 下角

14 ▶骨・関節　各論（下肢骨）

- [ ] 下肢骨は（下肢帯）と（自由下肢骨）に大別される。

- [ ] 下肢帯である（寛骨）は上部の（腸骨）、後下部の（坐骨）、前下部の（恥骨）からなる。

- [ ] 股関節は（寛骨臼）と（大腿骨頭）からなる（臼状）関節で、線維軟骨の（関節唇）が存在する。

- [ ] （寛骨臼）は大腿骨と股関節を形成し、三日月状の関節面は（月状面）とよばれる。

- [ ] 寛骨臼窩の下方で骨壁の一部が欠損する部を（寛骨臼切痕）とよび、血管、神経などの通り道となる。

- [ ] 寛骨臼の下方には、（坐骨）と（恥骨）によって囲まれる（閉鎖孔）があり、結合組織性の（閉鎖膜）で閉ざされるが、この上隅の欠損部を（閉鎖管）といい、（閉鎖）動脈、（閉鎖）静脈、（閉鎖）神経が通る。

- [ ] 腸骨は寛骨臼上半分の（腸骨体）と上方に広がる（腸骨翼）に分かれる。後者の上縁の膨大部を（腸骨稜）とよぶ。

- [ ] 腸骨の耳状面は、仙骨と（仙腸関節）をつくる。

- [ ] 腸骨翼には（上前腸骨棘）、（下前腸骨棘）、（上後腸骨棘）、（下後腸骨棘）の4つの突起がある。

- [ ] 坐骨は（坐骨体）と（坐骨枝）にわけられ、坐骨後縁下端の粗面隆起は（坐骨結節）とよばれる。

- [ ] 恥骨は（恥骨体）、（恥骨上枝）、（恥骨下枝）に分けられる。

- [ ] 骨盤は左右の（寛骨）、（仙骨）および（尾骨）から構成される。

- [ ] 左右の寛骨は、前方では（恥骨結合）により結合し、後方では（仙骨）と（仙腸関節）で連結する。

- [ ] 骨盤は分界線により（大骨盤）と（小骨盤）に分けられ、後者には（骨盤内臓）が入る。

- [ ] 大腿骨は人体で（最長）の（長骨）で、上端の（大腿骨頭）で（寛骨臼）と股関節をつくる。

- [ ] 大腿骨頭の中央には小さなくぼみである（大腿骨頭窩）が存在し、（大腿骨頭靭帯）が付着する。

- [ ] 大腿骨頸の軸は大腿骨体の軸に対し成人では（120〜130°）の角度をなし（頸体角）とよばれる。

- [ ] 大腿骨頸と大腿骨体の移行部外上方にある隆起を（大転子）とよび、内下方にある隆起を（小転子）とよぶ。

※下肢骨の構造はp63 図1-24、1-25、1-26を参照。

☐ 大腿骨下端は内・外側で肥厚し（内側顆）と（外側顆）をつくる。下端前面の（膝蓋面）は膝蓋骨と関節する。

☐ 大腿四頭筋の腱中には、人体最大の（種子）骨である（膝蓋骨）が存在する。

☐ 脛骨は下腿の（内側）に位置する長骨で、上端の内・外側の肥厚を（内側顆）、（外側顆）とよぶ。

☐ 脛骨上端の上面では顆間隆起の前・後がやや陥凹し（前顆間区）および（後顆間区）とよばれる。前者には（前十字靭帯）、後者には（後十字靭帯）が付着する。

☐ 脛骨外側顆の後方の（腓骨関節面）と、（腓骨上端）の腓骨頭関節面で（脛腓）関節がつくられる。

☐ 脛骨と腓骨の骨間縁は（下腿骨間膜）により結合される。

☐ 脛骨体前縁の上端には（膝蓋靭帯）が付着する（脛骨粗面）がある。

☐ 脛骨下端内側部の突出を（内果）といい、腓骨下端外側部の突出を（外果）という。

☐ 腓骨は下腿の（外側）に位置する長骨で、上端の膨大部は（腓骨頭）とよばれ（大腿二頭筋）の停止部となる。

☐ 腓骨頭上端は（腓骨頭尖）が突出し、腓骨頭内側面の（腓骨頭関節面）は脛骨の腓骨関節面と（脛腓）関節をつくる。

☐ 膝関節は（大腿骨）、（脛骨）、（膝蓋骨）からなる（複）関節であり、（腓骨）はその構成に関与しない。

☐ 脛骨の関節窩には（線維性）軟骨でつくられる（関節半月）があり、適合性を高め、衝撃に対する（緩衝）作用を示す。

☐ 関節半月は内側にある（C）字形の（内側半月）と外側にある（O）字形の（外側半月）からなる。

☐ 距腿関節は（腓骨外果）関節面、（脛骨内果）関節面、（脛骨下）関節面で関節窩をつくり、（距骨滑車）と関節する。

☐ 足根骨は（7）個の骨からなり、近位列の（距骨）、（踵骨）、遠位列の（舟状骨）、（内側楔状骨）、（中間楔状骨）、（外側楔状骨）、（立方骨）で構成される。（距骨）は唯一、脛骨・腓骨と関節する。

☐ 踵骨後方の隆起は（踵骨隆起）とよばれ、（アキレス腱（下腿三頭筋の腱））の停止部となる。

☐ 横足根関節は（ショパール関節）とも呼ばれ、近位の（距骨）・（踵骨）と遠位の（舟状骨）・（立方骨）で構成される。この関節は、ほぼ横一直線上にあり、（外科的に足を切断）する際などに重要となる。

☐ 足根中足関節は（リスフラン関節）ともよばれ、（足根骨遠位列）と（中足骨底）で構成される。

Question	Answer
1 坐骨は寛骨の前下方を占める。	**1** ☐ ×：前下方 → 後下方 前下方には恥骨がある。
2 閉鎖孔は腸骨と坐骨によって囲まれる。	**2** ☐ ×：腸骨 → 恥骨
3 骨盤は腸骨、坐骨、恥骨から構成される。	**3** ☐ ×：骨盤 → 寛骨 骨盤は寛骨、仙骨、尾骨から構成される。
4 女性は男性に比べ恥骨下角が小さい。	**4** ☐ ×：小さい → 大きい
5 女性骨盤の骨盤上口は楕円形である。	**5** ☐ ○
6 大腿骨には殿筋粗面がみられる。	**6** ☐ ○
7 大腿骨には耳状面がみられる。	**7** ☐ ×：大腿骨 → 腸骨、仙骨
8 大腿骨頭靭帯は関節内靭帯である。	**8** ☐ ○
9 関節半月は股関節に存在する。	**9** ☐ ×：股関節 → 膝関節 股関節には関節唇がある。
10 脛骨には粗線がみられる。	**10** ☐ ×：粗線は大腿骨の後面に存在する。
11 脛骨は腓骨の内側に位置する。	**11** ☐ ○
12 腓骨は膝関節の構成に関与する。	**12** ☐ ×：腓骨は膝関節の構成に関与しない。
13 内側半月はO字状に近い形である。	**13** ☐ ×：O字 → C字
14 踵骨は脛骨、腓骨と関節を構成する。	**14** ☐ ×：踵骨 → 距骨
15 足根骨は8個存在する。	**15** ☐ ×：8個 → 7個
16 足根骨には距骨、踵骨、舟状骨、月状骨などが存在する。	**16** ☐ ×：月状骨は手根骨である。
17 横足根関節はリスフラン関節とも呼ばれる。	**17** ☐ ×：リスフラン関節 → ショパール関節
18 リスフラン関節は足根骨近位列と中足骨底でつくられる。	**18** ☐ ×：近位列 → 遠位列
19 楔状骨はショパール関節の構成に関わる。	**19** ☐ ×：関わらない。 ショパール関節は距骨・踵骨・舟状骨・立方骨でつくられる。

★ 骨盤の性差

	骨盤上口	骨盤腔	閉鎖孔	恥骨下角
男	（ハート形）	（漏斗形）	（卵円形）	（50〜60°）
女	（楕円形）	（円筒形）	（三角形）	（70〜90°）

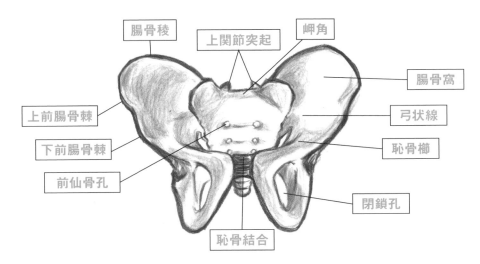

図1-24：骨盤

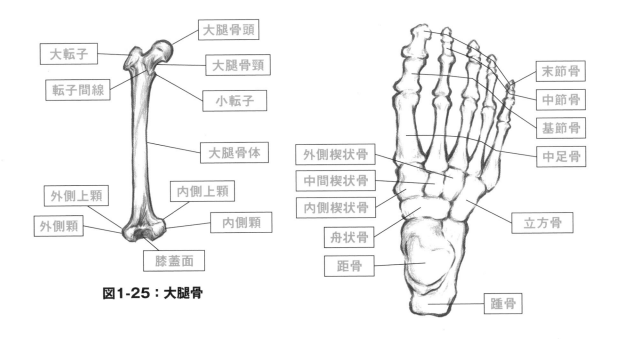

図1-25：大腿骨

図1-26：足根骨

浅胸筋	起　始	停　止	神　経	作　用
大胸筋	鎖骨内側1/2 胸骨、腹直筋鞘 肋軟骨	上腕骨大結節稜	内側・外側胸筋神経 （C7～T1）	肩関節屈曲、内転、内旋
小胸筋	第2～5肋骨	肩甲骨烏口突起	内側・外側胸筋神経 （C7～T1）	肩甲骨を前方、下方へ引く
前鋸筋	第1～9肋骨	肩甲骨内側縁	長胸神経 （C5～7）	肩甲骨を前に引く

腹部の筋	起　始	停　止	神　経	作　用
腹直筋	恥骨	第5～7肋軟骨前面、剣状突起	肋間神経 （T7～12）	体幹屈曲
腰方形筋	腸骨稜	第12肋骨	腰神経叢 （T12～L3）	腰椎側屈、後屈

浅背筋	起　始	停　止	神　経	作　用
僧帽筋	外後頭隆起 項靭帯 胸椎棘突起	肩甲棘 肩峰 鎖骨外側1/3	副神経 頸神経叢	上部 肩甲骨の上方回旋、内転、挙上 中部 肩甲骨内転 下部 肩甲骨の上方回旋、内転、下制
広背筋	棘突起、腸骨稜、下位肋骨	小結節稜	胸背神経 （C6～8）	肩関節伸展、内転、内旋
肩甲挙筋	第1～4頸椎横突起	肩甲骨上角	肩甲背神経 （C4～6）	肩甲骨の挙上、下方回旋
大菱形筋	第1～4胸椎棘突起	肩甲骨内側縁下部	肩甲背神経 （C4～6）	肩甲骨の挙上、内転、下方回旋
小菱形筋	第6～7頸椎棘突起	肩甲骨内側縁上部	肩甲背神経 （C4～6）	肩甲骨の挙上、内転、下方回旋

上肢帯の筋	起 始	停 止	神 経	作 用
三角筋	肩峰、肩甲棘、鎖骨外側1/3	三角筋粗面	腋窩神経（C5〜6）	肩関節外転、屈曲、伸展
棘上筋	棘上窩	大結節	肩甲上神経（C4〜6）	肩関節外転
棘下筋	棘下窩	大結節	肩甲上神経（C4〜6）	肩関節外旋
小円筋	肩甲骨外側縁	大結節	腋窩神経（C5〜6）	肩関節外旋
大円筋	肩甲骨下角	小結節稜	肩甲下神経（C5〜6）	肩関節内旋・内転
肩甲下筋	肩甲下窩	小結節	肩甲下神経（C5〜6）	肩関節内旋

上腕の筋	起 始	停 止	神 経	作 用
上腕二頭筋長頭	関節上結節	橈骨粗面、前腕筋膜	筋皮神経（C5〜6）	肘関節屈曲・回外
上腕二頭筋短頭	烏口突起	橈骨粗面、前腕筋膜	筋皮神経（C5〜6）	肘関節屈曲・回外
烏口腕筋	烏口突起	上腕骨体	筋皮神経（C6〜7）	肩関節屈曲・内転
上腕筋	上腕骨体前面下半分	尺骨粗面	筋皮神経（C5〜6）（橈骨神経）	肘関節屈曲
上腕三頭筋長頭	関節下結節	肘頭	橈骨神経（C6〜8）	肘関節伸展
上腕三頭筋外側頭	上腕骨体外側面	肘頭	橈骨神経（C6〜8）	肘関節伸展
上腕三頭筋内側頭	上腕骨体後面	肘頭	橈骨神経（C6〜8）	肘関節伸展
肘筋	上腕骨外側上顆	尺骨上部後面	橈骨神経（C7〜8）	肘関節伸展

前腕の筋	起始	停止	神経	作用
円回内筋 上腕頭	上腕骨内側上顆	回内筋粗面	正中神経 (C6〜7)	前腕回内・屈曲
円回内筋 尺骨頭	尺骨上半部後縁	回内筋粗面	正中神経 (C6〜7)	前腕回内・屈曲
橈側手根屈筋	上腕骨内側上顆	第2・3中手骨底	正中神経 (C6〜7)	手根の屈曲・外転
長掌筋	上腕骨内側上顆	手掌腱膜	正中神経 (C7〜T1)	手根の屈曲
尺側手根屈筋 上腕頭 尺骨頭	上腕骨内側上顆 尺骨上半部後縁	豆状骨 第5中手骨底	尺骨神経 (C8〜T1)	手根の屈曲・内転
浅指屈筋 上腕尺骨頭 橈骨頭	尺骨粗面 上腕骨内側上顆 橈骨上部前面	第2〜5中節骨底	正中神経 (C7〜T1)	第2〜5指 中節屈曲
深指屈筋	尺骨体前面 前腕骨間膜	第2〜5末節骨底	橈側：正中神経 尺側：尺骨神経 (C7〜T1)	第2〜5指 末節屈曲
方形回内筋	尺骨下部前面	橈骨下部前面	正中神経 (C7〜T1)	前腕回内
腕橈骨筋	上腕骨下部外側縁	橈骨茎状突起	橈骨神経 (C5〜6)	肘関節屈曲
長橈側手根伸筋	上腕骨外側上顆	第2中手骨底	橈骨神経 (C6〜7)	手根の伸展・外転
短橈側手根伸筋	上腕骨外側上顆	第3中手骨底	橈骨神経 (C6〜8)	手根の伸展・外転
尺側手根伸筋	上腕骨外側上顆	第5中手骨底	橈骨神経 (C7〜8)	手根の伸展・内転
回外筋	上腕骨外側上顆	橈骨上部外側面	橈骨神経 (C5〜7)	前腕回外

内寛骨筋	起　始	停　止	神　経	作　用
腸腰筋 腸骨筋 大腰筋	腸骨窩 腰椎椎体 肋骨突起	大腿骨小転子	大腿神経 （L2〜4） 腰神経叢の枝 （L1〜3）	股関節屈曲・ 外旋

外寛骨筋	起　始	停　止	神　経	作　用
大殿筋	腸骨外面 尾骨後面、仙骨 仙結節靭帯	大腿骨殿筋粗面 腸脛靭帯	下殿神経 （L4〜S2）	股関節伸展
中殿筋	腸骨外側面	大腿骨大転子	上殿神経 （L4〜S1）	股関節外転
小殿筋	腸骨外側面	大腿骨大転子	上殿神経 （L4〜S1）	股関節外転
大腿筋膜張筋	上前腸骨棘	腸脛靭帯	上殿神経 （L4〜S1）	股関節屈曲 下腿伸展
梨状筋	仙骨前面	大腿骨大転子	仙骨神経叢 （L5〜S2）	股関節外旋
大腿方形筋	坐骨結節	大腿骨転子間稜	仙骨神経叢 （L4〜S1）	股関節外旋

大腿の筋	起　始	停　止	神　経	作　用
縫工筋	上前腸骨棘	脛骨粗面内側部	大腿神経 （L2〜3）	股関節屈曲・外転・外旋 膝関節屈曲・内旋
大腿四頭筋大腿直筋	下前腸骨棘	膝蓋骨に着き、膝外靭帯を経て脛骨粗面へ	大腿神経 （L2〜4）	膝関節伸展 大腿直筋は（大腿屈曲）にも関与
外側広筋	大腿骨粗線外側唇			
中間広筋	大腿骨体前面			
内側広筋	大腿骨粗線内側唇			
大腿二頭筋長頭	坐骨結節	腓骨頭	脛骨神経 （L5〜S2）	股関節伸展 膝関節屈曲・外旋
大腿二頭筋短頭	大腿骨粗線外側唇	腓骨頭	総腓骨神経 （L4〜S1）	膝関節屈曲・外旋
半腱様筋	坐骨結節	脛骨粗面内側部	脛骨神経 （L4〜S2）	膝関節伸展 膝関節屈曲・内旋
半膜様筋	坐骨結節	脛骨内側顆後面	脛骨神経 （L4〜S2）	股関節伸展 膝関節屈曲・内旋
薄筋	恥骨下枝前面	脛骨粗面内側部	閉鎖神経 （L2〜4）	股関節内転 下腿屈曲・内旋
長内転筋	恥骨体前面	大腿骨粗線内側唇	閉鎖神経 （L2〜4）	股関節内転
短内転筋	恥骨下枝前面	大腿骨粗線内側唇	閉鎖神経 （L2〜4）	股関節内転
大内転筋	坐骨結節・坐骨枝 恥骨下枝前面	大腿骨粗線内側唇 大腿骨内側上顆	閉鎖神経、脛骨神経（L3〜4）	股関節内転
恥骨筋	恥骨櫛	大腿骨恥骨筋線	大腿神経 （L2〜3）	股関節屈曲・内転
外閉鎖筋	閉鎖膜外面	大腿骨転子窩	閉鎖神経 （L3〜4）	股関節外旋・内転

下腿の筋	起　始	停　止	神　経	作　用
前脛骨筋	脛骨外側面 下腿骨間膜	内側楔状骨	深腓骨神経 (L4〜S1)	足の背屈、内反
第3腓骨筋	長趾伸筋の分束	第1中足骨底面	深腓骨神経 (L4〜S1)	足の外反、背屈
腓腹筋 内側頭	大腿骨内側上顆	足背第5中足骨底	脛骨神経 (L4〜S2)	足の底屈
腓腹筋 外側頭	大腿骨外側上顆	踵骨隆起	脛骨神経 (L4〜S2)	足の底屈
ヒラメ筋	腓骨頭・ヒラメ筋線	踵骨隆起	脛骨神経 (L5〜S1)	足の底屈
後脛骨筋	下腿骨間膜後面	舟状骨・全楔状骨 立方骨、第2,3中足骨底	脛骨神経 (L5〜S2)	足の底屈、内反
足底筋	大腿骨外側上顆	踵骨腱内側縁に癒合	脛骨神経 (L4〜S1)	足の底屈
膝窩筋	大腿骨外側上顆	脛骨上部後面	脛骨神経 (L4〜S1)	膝関節屈曲、脛骨内旋
長腓骨筋	腓骨頭 腓骨体上部外側面	内側楔状骨 第1,2中足骨底	浅腓骨神経 (L5〜S1)	足を外反、底屈
短腓骨筋	腓骨体下部外側面	第5中足骨底	浅腓骨神経 (L5〜S1)	足を外反、底屈

15 ▶ 筋　各論 Q&A

Question	Answer

1 大胸筋・小胸筋は、どちらも上腕骨に停止する。

1 ☐ ×：小胸筋は烏口突起に停止する。

2 僧帽筋上部・中部・下部の神経支配は、すべて副神経である。

2 ☐ ○

3 肩甲挙筋、小菱形筋、大菱形筋の作用は、肩甲骨を上内方へ引くことである。

3 ☐ ○

4 三角筋と小円筋の支配神経は、腋窩神経である。

4 ☐ ○

5 上腕二頭筋の長頭は、烏口突起を起始とする。

5 ☐ ×：烏口突起 → 肩甲骨関節上結節

6 上腕三頭筋の支配神経は、筋皮神経である。

6 ☐ ×：筋皮神経 → 橈骨神経

7 上腕筋は、筋皮神経と正中神経の二重神経支配である。

7 ☐ ×：正中神経 → 橈骨神経

8 円回内筋は、肘関節の回内と屈曲へ作用する。

8 ☐ ○

9 橈側手根屈筋の起始～停止は、上腕骨外側上顆～第2中手骨底である。

9 ☐ ×：外側 → 内側

10 長掌筋は手関節の屈曲と手指の屈曲に作用する。

10 ☐ ×：手指の屈曲には作用しない。

11 深指屈筋は、正中神経と尺骨神経の二重神経支配である。

11 ☐ ○

12 腕橈骨筋は、肘関節の屈曲と手関節の屈曲に作用する。

12 ☐ ×：手関節には作用しない。

13 尺側手根伸筋の停止部は、第5中手骨底と豆状骨である。

13 ☐ ×：豆状骨には付着しない。

14 大殿筋、中殿筋、小殿筋は、すべて下殿神経に支配される。

14 ☐ ×：小・中殿筋は上殿神経

15 縫工筋は、股関節の内旋にも作用する。

15 ☐ ×：股関節屈曲・外転・外旋に働く。

16 大腿四頭筋の支配神経は、大腿神経である。

16 ☐ ○

17 大腿直筋の起始部は、下前腸骨棘である。

17 ☐ ○

18 大腿二頭筋の長頭、短頭ともに腓骨頭に停止する。

18 □ ○

19 大腿二頭筋の長頭、短頭は、ともに脛骨神経支配である。

19 □ ×：短頭は総腓骨神経に支配される。

20 半腱様筋は鵞足形成に関与し、膝関節の屈曲・内旋に作用する。

20 □ ○

21 薄筋は鵞足形成に関与し、脛骨粗面外側に停止する。

21 □ ×：外側 → 内側

22 大内転筋は、閉鎖神経と大腿神経の二重神経支配である。

22 □ ×：大腿神経 → 脛骨神経

23 前脛骨筋は外側楔状骨に停止し、足関節の背屈かつ内反に作用する。

23 □ ×：外側 → 内側

24 下腿三頭筋の神経支配は、脛骨神経と浅腓骨神経である。

24 □ ×：脛骨神経のみに支配される。

25 ヒラメ筋の起始～停止は、大腿骨外側上顆～踵骨隆起である。

25 □ ×：大腿骨外側上顆 → 腓骨頭

26 膝窩筋は、大腿骨外側上顆を起始とし、膝関節屈曲と脛骨内旋に作用する。

26 □ ○

27 長・短腓骨筋の支配神経は、浅腓骨神経である。

27 □ ○

28 短腓骨筋は、第1、2中足骨底に停止する。

28 □ ×：第5中足骨底に停止する。

29 腰方形筋の停止部は第12肋骨である。

29 □ ○

30 棘上筋の停止部は、小結節である。

30 □ ×：小結節 → 大結節

31 肩甲下筋の起始部は、肩甲下窩である。

31 □ ○

32 大腿四頭筋の停止部は、脛骨粗面である。

32 □ ○

33 長・短腓骨筋の作用は、足の外反・底屈である。

33 □ ○

MEMO

鍼灸国試
でるポとでる問

PART 2　生理学

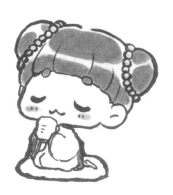

☐ 外部環境が変化しても内部環境※の状態が一定に保たれることを（ホメオスタシス）という。
※多細胞生物における内部環境は（細胞外液）を指す。

☐ ヒトの細胞は（細胞膜）に覆われ、内部には種々の機能を持つ（細胞内小器官）が存在する。

☐ 細胞膜（形質膜）は主に（リン脂質）と（タンパク質）で構成される。

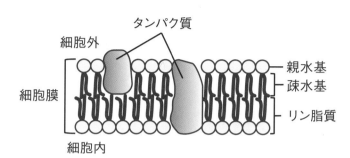

図 2-1：細胞膜の構造

☐ 細胞膜を構成するリン脂質は（疎水）性の部分を互いに内側に向け、（親水）性の部分を互いに外側に向けて（脂質二重層）を形成する（図2-1）。

表 2-1：細胞内小器官の機能

細胞内小器官	機能
核	遺伝情報を持つ（DNA）が存在し、（染色体）を構成する。
粗面小胞体	表面に付着する（リボソーム）で（タンパク質）を合成する。
滑面小胞体	細胞によって機能が異なる。 筋細胞では（Ca^{2+}）を貯蔵し、肝細胞では（脂質）の代謝に関与する。
ゴルジ装置	小胞体で合成された（タンパク質）に糖鎖付加などの修飾を行い、（分泌顆粒）を生成する。
リソソーム	内部に（加水分解酵素）を含み、不要な物質を（分解）する。
ミトコンドリア	エネルギー源である（ATP）を合成する。
中心体	（細胞分裂）の際に中心的な役割を果たす。

☐ 核内のDNAは（二重らせん）構造をとり、構成塩基は、（アデニン）（A）、（チミン）（T）、（グアニン）（G）、（シトシン）（C）である。

☐ RNAは（1）本鎖で、構成塩基は、（アデニン）（A）、（ウラシル）（U）、（グアニン）（G）、（シトシン）（C）である。

☐ DNAの遺伝情報をmRNAに写し取ることを（転写）といい、mRNAからリボソームでタンパクを合成することを（翻訳）という。

☐ RNAには、転写に関わる（mRNA）、アミノ酸を運ぶ（tRNA）、リボソームの構成成分である（rRNA）などがある。

- □ 成人の体液は体重のおよそ（60）％を占め、（細胞内液）（体重の40％）と（細胞外液）（体重の20％）に分けられる。

- □ 細胞外液は（血漿）と（組織液）（＝間質液）に分けられる。

- □ 細胞外液に多い陽イオンは（ナトリウム）イオン、陰イオンは（塩化物）イオンや（重炭酸）イオンである。

- □ 細胞内液に多い陽イオンは（カリウム）イオン、陰イオンは（リン酸）イオンや蛋白質である。

- □ （pH）は物質の酸性、アルカリ性を表す指標であり、（水素イオン）濃度から算出される。

- □ pHは（0〜14）までの数値で表し、小さいほど水素イオン濃度が（高く）、酸性度が（強い）。

- □ 血液（動脈血）のpHは（7.4 ± 0.05）の範囲に保たれている。

- □ 代謝により生じる酸の99％は（炭酸）（H_2CO_3）であり、これは（CO_2）と（H_2O）が反応して生成し、（HCO_3^-）と（H^+）に解離する。

- □ 揮発性の酸である（CO_2）は（呼吸）によって排泄され、不揮発性の酸は（腎）から（尿）中に排泄される。

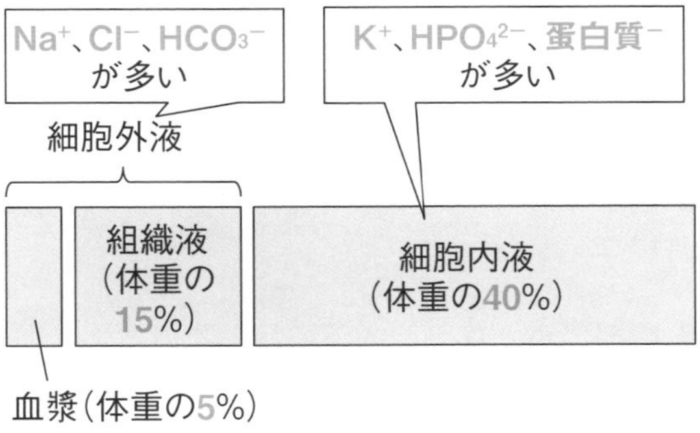

Na⁺、Cl⁻、HCO₃⁻ が多い　　K⁺、HPO₄²⁻、蛋白質⁻ が多い

細胞外液

組織液（体重の15%）　　細胞内液（体重の40%）

血漿（体重の5%）

図 2-2：体液の組成

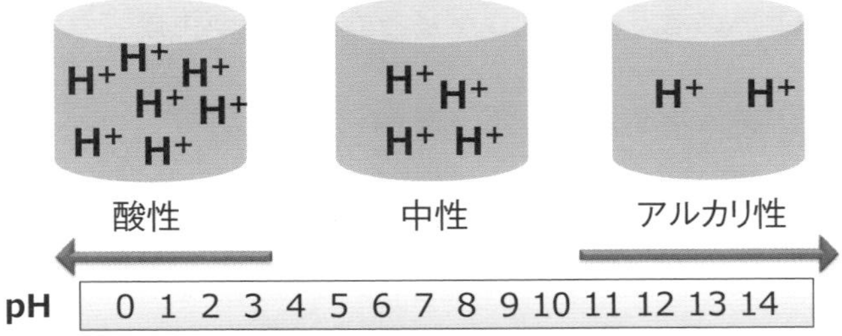

酸性　　中性　　アルカリ性

pH 0 1 2 3 4 5 6 7 8 9 10 11 12 13 14

図 2-3：水素イオン濃度指数

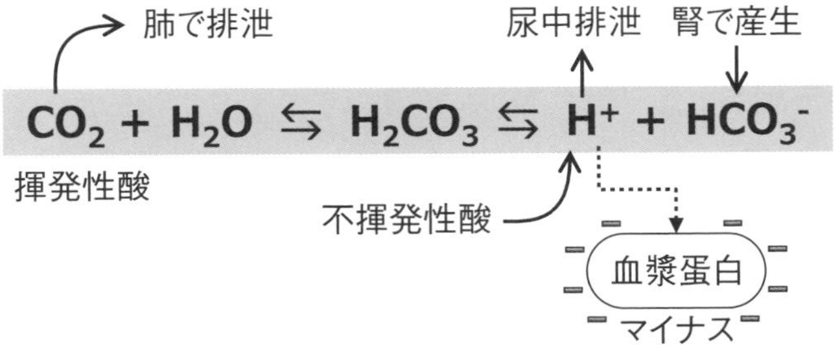

肺で排泄　　　　　尿中排泄　腎で産生

$$CO_2 + H_2O \leftrightarrows H_2CO_3 \leftrightarrows H^+ + HCO_3^-$$

揮発性酸　　　　　不揮発性酸　　血漿蛋白　マイナス

図 2-4：重炭酸緩衝系

- □ CO_2やH⁺は、血液中で（血漿蛋白）や（ヘモグロビン）により緩衝される（血液緩衝系）。

- □ HCO_3^-は、（腎尿細管）細胞により供給され、（H^+）の緩衝に働く。

- □ 体液の浸透圧は約（290）mOsm/lに保たれている。

- □ 細胞内外の物質の濃度勾配に従う移動を（受動輸送）といい、（拡散）、（浸透）、（ろ過）などがある。

- □ エネルギーを使い濃度勾配に逆らう移動を（能動輸送）といい、例として（ナトリウムポンプ）による（Na⁺）の細胞外への輸送、（K⁺）の細胞内への輸送がある。

1 ▶生理学の基礎 Q&A

Question	Answer
1 内部環境を一定に保つ仕組みをホメオスタシスという。	**1** ☐ ○
2 内部環境とは細胞内液の状態をさす。	**2** ☐ × ：細胞内液 → 細胞外液
3 DNAは遺伝情報をもつ。	**3** ☐ ○
4 DNAからmRNAが作られることを翻訳という。	**4** ☐ × ：翻訳 → 転写
5 DNAの塩基配列にしたがって蛋白質が生成される。	**5** ☐ ○
6 DNAの塩基は３種類である。	**6** ☐ × ：4種類
7 mRNAは、蛋白合成の時にアミノ酸をリボソームへ運ぶ。	**7** ☐ × ：mRNA → tRNA（運搬RNA）
8 RNAは２本の鎖状である。	**8** ☐ × ：2本 → 1本 DNAは2本鎖構造をとる。
9 RNAを構成する塩基はアデニン、グアニン、シトシン、チミンである。	**9** ☐ × ：チミン → ウラシル
10 細胞膜は蛋白分子の二重層で構成される。	**10** ☐ × ：蛋白分子 → リン脂質 細胞膜は脂質二重層。
11 ミトコンドリアはATPを産生する。	**11** ☐ ○
12 リボソームは細胞内消化を行う。	**12** ☐ × ：リボソーム → リソソーム
13 粗面小胞体はDNA合成を行う。	**13** ☐ × ：粗面小胞体上のリボソームで蛋白合成を行う。
14 ゴルジ装置は分泌物の濃縮に関与する。	**14** ☐ ○
15 リソソームではタンパク質の合成が行われる。	**15** ☐ × ：リソソーム → リボソーム
16 リソソーム中には加水分解酵素が含まれる。	**16** ☐ ○
17 中心体は遺伝情報の伝達に関与する。	**17** ☐ × ：中心体は細胞分裂に関与する。
18 ゴルジ装置は細胞分裂に関与する。	**18** ☐ × ：ゴルジ装置はタンパク質の糖鎖修飾や分泌顆粒の生成に関与する。

⑲ ゴルジ装置にはRNAが多く含まれる。	⑲ □ ×：RNAはリボソームに多く含まれる（rRNA）。
⑳ 体液量は体重の約25%である。	⑳ □ ×：25% → 60%
㉑ 細胞内液量は体重の約40%である。	㉑ □ ○
㉒ Na^+とCa^{2+}の濃度は細胞内に比べ細胞外で高い。	㉒ □ ○
㉓ K^+の濃度は細胞内に比べ細胞外で高い。	㉓ □ ×：高い → 低い　　K^+は細胞内で多い。
㉔ pHは血漿中の重炭酸イオン濃度である。	㉔ □ ×：重炭酸イオン → 水素イオン
㉕ 正常な体液のpHは約7.0である。	㉕ □ ×：7.0 → 7.40 ± 0.05
㉖ 血液の水素イオン濃度が低下するとpHは小さくなる。	㉖ □ ×：小さくなる → 大きくなる
㉗ 血液の水素イオン濃度が低下するとpHは酸性に傾く。	㉗ □ ×：酸性 → アルカリ性
㉘ 不揮発性酸から生じたH^+は、重炭酸イオンによって緩衝される。	㉘ □ ○
㉙ 腎での尿排泄や肺でのガス交換は血液のpH調節に関与する。	㉙ □ ○
㉚ 体液の浸透圧は約290 mOsm/lである。	㉚ □ ○
㉛ 細胞外液は細胞内液よりも浸透圧が高い。	㉛ □ ×：通常、細胞の内外で浸透圧は等しい。
㉜ 血漿と間質液の蛋白質濃度は等しい。	㉜ □ ×：間質液の方が低い。
㉝ 体液の酸塩基平衡には肺での酸素の吸収が関与する。	㉝ □ ×：二酸化炭素の排泄が関与する。
㉞ 濃度勾配に従う物質の移動を能動輸送という。	㉞ □ ×：能動輸送 → 受動輸送
㉟ イオンポンプによるイオンの移動は能動輸送である。	㉟ □ ○
㊱ 受動輸送ではATP（エネルギー）が必要である。	㊱ □ ×：ATPは不要
㊲ 気体や液体中の物質が濃度勾配に従って広がる現象を拡散という。	㊲ □ ○

2 ▶循環

- [ ] 血液は液体成分である（血漿）と
  細胞成分である（血球）からなる
  （図2-6）。

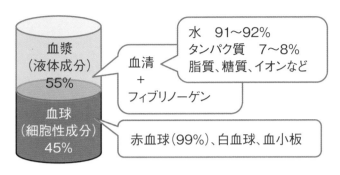

図 2-6：血液の構成

- [ ] 血漿から（フィブリノーゲン）を
  除いた部分を血清という。

- [ ] 血漿蛋白には、膠質浸透圧の維持
  に関わる（アルブミン）や、抗体
  を含む（グロブリン）、血液凝固
  に関わる（フィブリノーゲン）な
  どがある。

- [ ] 血球は酸素の運搬を担う（赤血球）、免疫を担当する（白血球）、止血作用を持つ（血小板）
  に分けられる。

- [ ] 赤血球は（核）を持たないが、赤色の（ヘモグロビン）を多く含み、（酸素）と結合して運
  搬する。

- [ ] CO_2は赤血球内で（炭酸脱水素酵素）（CA）により炭酸（H_2CO_3）となり、（水素）イオン
  と（重炭酸）イオン（HCO_3^-）に解離して、（HCO_3^-）の形で血漿中を運搬される。

- [ ] 全血液容積に占める赤血球の容積割合を（ヘマトクリット）（Ht）といい、（貧血）で低下し、
  （脱水）で上昇する。

- [ ] 採血した血液の赤血球が試験管内を沈んでいく速さを（赤血球沈降速度）といい、化膿性
  疾患や悪性腫瘍、肺結核、重症の貧血などで（増加）し、赤血球増多症などで（低下）する。

- [ ] 赤沈の基準値は、成人男性で1時間に（10）mm以下、成人女性で（15）mm以下である。

- [ ] 赤血球の新生は（腎臓）から分泌される（エリスロポエチン）や抗貧血ビタミンである（ビ
  タミンB_{12}）や（葉酸）、ヘモグロビンの構成成分である（鉄）などにより促進される。

- [ ] 赤血球の寿命は約（120日）で（脾臓）で破壊される。

- [ ] （低張）液に赤血球を入れると、赤血球内に水分が入って膨張し破裂する。[=（溶血）]

- [ ] 溶血により放出されたヘモグロビンは（ヘム）と（グロビン）に分解され、（ヘム）から黄
  色の（ビリルビン）が生成する。

- [ ] 血管外に流出した血液は（流動性）を消失して（血餅）を形成し、時間とともに（退縮）して（血
  清）を分離する。

- [ ] 血管が傷害されると、損傷部位に（血小板）が凝集し、血栓が形成される。

☐ 血液凝固反応では、プロトロンビンが活性化され（トロンビン）になり、（フィブリノーゲン）を活性化して（フィブリン）とし、その網の目構造により血小板血栓が補強される。

☐ 損傷部位の修復に伴い、（プラスミン）が（フィブリン）を分解し、血栓を除去する（線溶）が起こる。

☐ 血液凝固因子のいくつかは（肝臓）で（ビタミンK）依存的に合成される。

☐ ABO式血液型は、赤血球膜の（A抗原）と（B抗原）の有無によって決定される。

☐ ABO式血液型では、血清中に、持っていない抗原（＝凝集原）に対する（抗体）（＝凝集素）が存在する（表2-2）。

☐ A型の血清中には（β抗体）が存在するため、その血漿中にB型赤血球が混じると、（β抗体）とB抗原が反応して（抗原抗体反応）、B型赤血球の（凝集・溶血）を起こす。

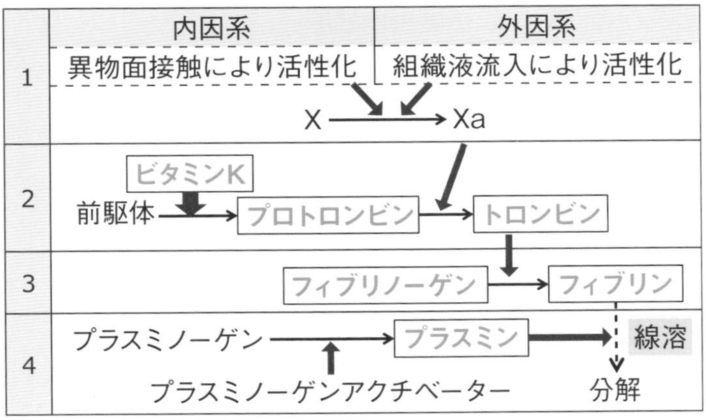

	内因系	外因系
1	異物面接触により活性化	組織液流入により活性化
	X ⟶ Xa	
2	ビタミンK 前駆体 ⟶ プロトロンビン ⟶ トロンビン	
3	フィブリノーゲン ⟶ フィブリン	
4	プラスミノーゲン ⟶ プラスミン ⟶ 線溶 プラスミノーゲンアクチベーター　　　　分解	

図 2-7：血液凝固機構

表 2-2：血液型と血清中の抗体

血液型	A型	B型	O型	AB型
遺伝子型	AA、AO	BB、BO	OO	AB
抗原（凝集原）	A	B	なし	A・B
抗体（凝集素）	β	α	α・β	なし

☐ Rh式血液型は赤血球表面のRh因子の有無で分類され、日本ではRh（陽性）の割合が99％以上を占める。

☐ Rh（陰性）の母体がRh（陽性）の胎児を妊娠し、胎児血が母体内へ流入した場合、母体内で（抗Rh抗体）が産生され、これが次の妊娠で胎児（Rh陽性）に移行し、（新生児溶血性疾患）を起こすことがある。

☐ 酸素の多い血液を（動脈）血といい、酸素の少ない血液を（静脈）血という。

☐ 心臓は静脈から血液が流入する左右の（心房）と動脈に血液を拍出する左右の（心室）からなる。

☐ 血液循環には（肺）循環（＝小循環）と（体）循環（＝大循環）がある。

☐ 肺循環では（右心室）を出た静脈血が（肺動脈）を通り、肺でCO_2を捨てO_2を受けとり（動脈）血となって（肺静脈）を通り、心臓の（左心房）へ戻る。

☐ 体循環では（左心室）を出た動脈血が、（大動脈）から動脈を通り、全身の毛細血管で細胞にO_2と栄養素をわたし、CO_2などの不要物を受けとって（静脈）血となり、静脈から合流して（大静脈）を通り、心臓の（右心房）へ戻る。

□ 心臓には血液の（逆流）を防止する弁膜があり、心房と心室は（房室）弁によって上下に分かれる。

□ 心筋には、血液の拍出に寄与する（固有）心筋と、興奮刺激を心筋に伝え刺激伝導系を構成する（特殊）心筋がある。

□ 心臓には（自動）性があり、（洞房結節）で自発的に発生した活動電位が、（特殊）心筋を経て（固有）心筋に伝わることで心収縮が起こる。

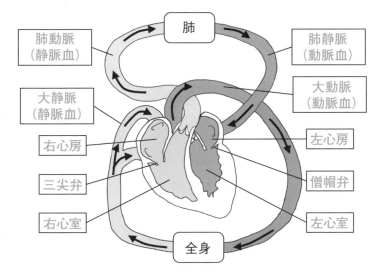

図 2-8：血液循環

□ 刺激（興奮）伝導系では、（洞房結節）→ 心房筋 →（房室結節）→（ヒス束）→（左脚・右脚）→（プルキンエ線維）→ 心室筋の順で興奮が伝播される。

□ 心臓の収縮・弛緩の1回の経過を（心周期）といい、以下の5相に分けられる。

表 2-3：心周期

①心房収縮期	（心房）の電気的脱分極（P波）により、（心房筋）の収縮が開始される。
②等容性収縮期	（心室）の脱分極（QRS波）→ 心室筋収縮 → 心室圧 ＞（心房）圧となり（房室）弁閉鎖（Ⅰ音） すべての弁が（閉鎖）し、心室（内容量）が変わることなく心室（内圧）が急激に上昇する。
③駆出期	心室圧 ＞ 動脈圧となり（動脈）弁開放 → 心室内血液の駆出
④等容性弛緩期	心室圧 ＜ 動脈圧となり（動脈）弁閉鎖（Ⅱ音） 心室圧 ＞（心房）圧であるため、房室弁は閉鎖したまま（心室）が弛緩
⑤充満期	心室圧 ＜（心房）圧となり（房室）弁開放 → 心房から（心室）に血液が流入

□ 心臓が1分間に拍出する血液の量を（心拍出量）といい、（1回拍出量）※ ×（心拍数）※※で求められる。
※1回の心収縮により拍出される血液の量。　※※1分間の心臓の収縮回数。

□ 心電図は心臓の（電気）的な活動を体表面から記録するもので、両手両足と胸部に6ヶ所の計10ヶ所に電極をつけ、12個の波形を得る（標準12誘導法）が広く用いられる。

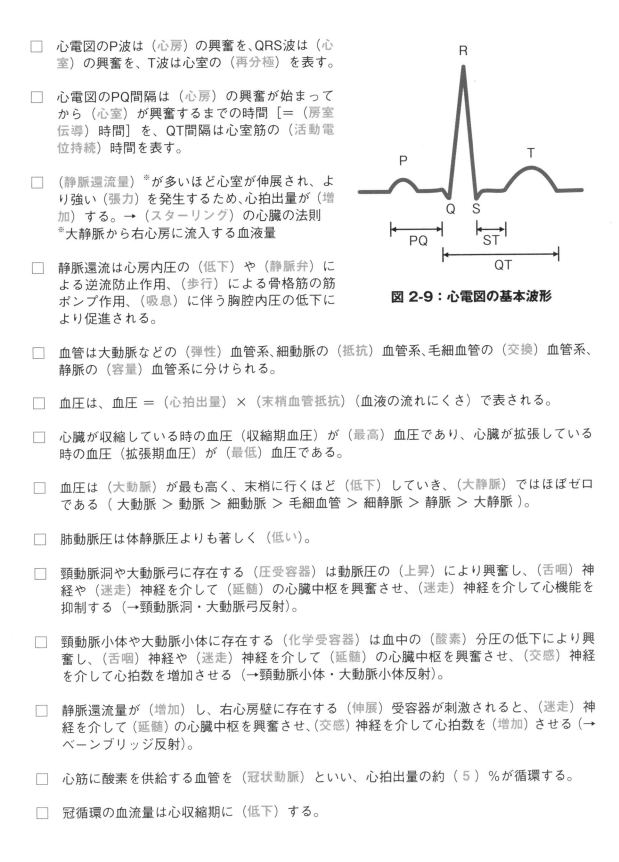

- 心電図のP波は（心房）の興奮を、QRS波は（心室）の興奮を、T波は心室の（再分極）を表す。

- 心電図のPQ間隔は（心房）の興奮が始まってから（心室）が興奮するまでの時間［＝（房室伝導）時間］を、QT間隔は心室筋の（活動電位持続）時間を表す。

- （静脈還流量）※が多いほど心室が伸展され、より強い（張力）を発生するため、心拍出量が（増加）する。→（スターリング）の心臓の法則
  ※大静脈から右心房に流入する血液量

- 静脈還流は心房内圧の（低下）や（静脈弁）による逆流防止作用、（歩行）による骨格筋の筋ポンプ作用、（吸息）に伴う胸腔内圧の低下により促進される。

図 2-9：心電図の基本波形

- 血管は大動脈などの（弾性）血管系、細動脈の（抵抗）血管系、毛細血管の（交換）血管系、静脈の（容量）血管系に分けられる。

- 血圧は、血圧 ＝（心拍出量）×（末梢血管抵抗）（血液の流れにくさ）で表される。

- 心臓が収縮している時の血圧（収縮期血圧）が（最高）血圧であり、心臓が拡張している時の血圧（拡張期血圧）が（最低）血圧である。

- 血圧は（大動脈）が最も高く、末梢に行くほど（低下）していき、（大静脈）ではほぼゼロである（ 大動脈 ＞ 動脈 ＞ 細動脈 ＞ 毛細血管 ＞ 細静脈 ＞ 静脈 ＞ 大静脈 ）。

- 肺動脈圧は体静脈圧よりも著しく（低い）。

- 頸動脈洞や大動脈弓に存在する（圧受容器）は動脈圧の（上昇）により興奮し、（舌咽）神経や（迷走）神経を介して（延髄）の心臓中枢を興奮させ、（迷走）神経を介して心機能を抑制する（→頸動脈洞・大動脈弓反射）。

- 頸動脈小体や大動脈小体に存在する（化学受容器）は血中の（酸素）分圧の低下により興奮し、（舌咽）神経や（迷走）神経を介して（延髄）の心臓中枢を興奮させ、（交感）神経を介して心拍数を増加させる（→頸動脈小体・大動脈小体反射）。

- 静脈還流量が（増加）し、右心房壁に存在する（伸展）受容器が刺激されると、（迷走）神経を介して（延髄）の心臓中枢を興奮させ、（交感）神経を介して心拍数を（増加）させる（→ベーンブリッジ反射）。

- 心筋に酸素を供給する血管を（冠状動脈）といい、心拍出量の約（ 5 ）％が循環する。

- 冠循環の血流量は心収縮期に（低下）する。

2 ▶ 循環 Q&A

Question	Answer

1 血漿には、フィブリノーゲンが含まれていない。

1 ☐ ×：含まれる。
　　　血清には含まれていない。

2 グロブリンは主に血漿膠質浸透圧の維持に関与する。

2 ☐ ×：グロブリン → アルブミン

3 アルブミンは血液凝固に関与する。

3 ☐ ×：アルブミン → フィブリノーゲン

4 ヘモグロビンは血液中の酸素を結合し運搬する。

4 ☐ ○

5 赤血球中のヘモグロビンの割合をヘマトクリット（Ht）という。

5 ☐ ×：Htは血液中の赤血球の割合である。

6 赤血球沈降速度は化膿性疾患で増加する。

6 ☐ ○：その他、肺結核、悪性腫瘍、重症の貧血などで増加する。

7 赤血球沈降速度は赤血球増多症で増加する。

7 ☐ ×：増加 → 低下

8 赤血球沈降速度は血漿の粘性の影響を受ける。

8 ☐ ○

9 成人男性の正常な赤沈（1時間値）は20㎜以下である。

9 ☐ ×：20㎜ → 10㎜

10 プラスミノーゲンは赤血球の産生調節に関与する。

10 ☐ ×：プラスミノーゲン → エリスロポエチン

11 老朽化赤血球は、主に腎臓で破壊される。

11 ☐ ×：腎臓 → 脾臓

12 血液に蒸留水を添加すると溶血を起こす。

12 ☐ ○：蒸留水により血漿が低張となり、細胞外液が赤血球に侵入し、破裂させる。

13 ヘモグロビンの分解によりビリルビンが生じる。

13 ☐ ○：ヘムからビリルビンが生成する。

14 血漿の酸塩基平衡の維持には重炭酸イオンが重要な役割を果たす。

14 ☐ ○

15 出血時、血液は流動性を消失する。

15 ☐ ○：流動性を消失し、血餅を形成する。

16 出血時には、血餅の退縮と血餅からの血漿の滲出がみられる。

16 ☐ ×：血漿 → 血清

17 フィブリノーゲンが血球を補足し血栓を形成する。

17 ☐ ×：フィブリノーゲン → フィブリン

86

18 血管が傷害されると白血球が損傷部位に粘着する。

18 □ ×：白血球 → 血小板

19 血液凝固因子の多くは肝臓で合成される。

19 □ ○

20 血液凝固因子の合成には、ビタミンAの作用が必須である。

20 □ ×：ビタミンA → ビタミンK

21 血液がコラーゲンなどの異物と接触すると、外因系の血液凝固機構が開始する。

21 □ ×：外因系 → 内因系

22 カリウムは血液凝固を促進する。

22 □ ×：カリウム
　　　→ カルシウム（血液凝固第Ⅳ因子）

23 フィブリノーゲンは線維素を溶解する。

23 □ ×：フィブリノーゲン → プラスミン

24 プラスミンは血液凝固因子の一つである。

24 □ ×：プラスミンは線溶を起こす因子である。

25 赤血球膜にA抗原をもつ場合、A型となる。

25 □ ○

26 O型の赤血球膜にはAとBの両方の抗原が存在する。

26 □ ×：A、Bいずれの抗原も存在しない。

27 A型の血清中にはα抗体が遺伝性に存在している。

27 □ ×：α抗体 → β抗体

28 B型の血清中にA型赤血球が混じると、A型赤血球は凝集する。

28 □ ○：B型血清中のα抗体とA型赤血球のA抗原が反応する。

29 新生児溶血性疾患は母体がRh-で胎児がRh+の場合に生じる。

29 □ ○

30 日本では99%以上がRh陰性である。

30 □ ×：Rh陰性 → Rh陽性

31 肺動脈は酸素を多く含む血液（動脈血）が流れる。

31 □ ×：酸素が少ない静脈血が流れる。

32 肺循環は大循環とも呼ばれる。

32 □ ×：大循環 → 小循環

33 肺静脈は左心室に血液を運ぶ。

33 □ ×：左心室 → 左心房

34 刺激伝導系は固有心筋から構成される。

34 □ ×：固有心筋 → 特殊心筋

35 刺激伝導系では、洞房結節の興奮がペースメーカーとなる。

35 □ ○

36 房室結節は左心房にある。

36 □ ×：左心房 → 右心房

37 刺激伝導系の興奮は、右脚・左脚からヒス束に伝えられる。

37 □ ×：ヒス束の興奮が右脚・左脚に伝えられる。

38 刺激伝導系の終末はプルキンエ線維である。

38 □ ○

39 心臓の絶対不応期に刺激を加えると、さらに心筋の収縮が起こる。

39 □ ×：絶対不応期では如何に大きな刺激でも反応しない。

40 心室内圧が心房内圧より低くなると房室弁が閉じる。

40 □ ×：閉じる → 開く

41 心室内圧が動脈圧より高くなると、動脈弁が開く。

41 □ ○

42 等容性収縮期では心室内圧は大動脈圧より高い。

42 □ ×：高い → 低い
駆出期に心室圧＞大動脈圧となり、大動脈弁が開く。

43 等容性収縮期では大動脈弁は開いている。

43 □ ×：全ての弁は閉じている。

44 心周期の等容性収縮期に、心房から心室に血液が流入する。

44 □ ×：全ての弁は閉じており、血液の移動はない。

45 等容性収縮期は第Ⅱ音の発生時期と一致する。

45 □ ×：Ⅱ音 → Ⅰ音
房室弁の閉鎖音が聴取される。

46 等容性収縮期では心房内圧は心室内圧よりも高い。

46 □ ×：高い → 低い

47 等容性収縮期では心室内圧が増加する。

47 □ ○：全ての弁が閉じており、心室の収縮により急激に心室圧が上昇する。

48 心周期の駆出期には心室内圧が動脈圧よりも高くなる。

48 □ ○：心室内圧により動脈弁が開く。

49 駆出終了後に動脈弁が閉じ、第Ⅰ音が聴取される。

49 □ ×：第Ⅰ音 → 第Ⅱ音

50 等容性弛緩期では心室内圧は心房内圧よりも低い。

50 □ ×：低い → 高い

51 充満期では心房内圧は心室内圧より高い。

51 □ ○：心房圧により、房室弁が開く。

52 心周期の駆出期には、心電図上でQRS波が認められる。

52 □ ×：QRS波は等容性収縮期の開始時にみられる。

53 P波は心室の興奮を表す。

53 □ ×：心室 → 心房

54 QRS波は心房全体に興奮が広がる時間である。

54 □ ×：心房全体 → 心室全体

55 心電図においてPQ時間は心房から心室への伝導時間を表す。

55 □ ○：房室間伝導時間という。

56 心電図のT波は心室の脱分極を反映する。	56 □×：脱分極 → 再分極
57 静脈還流量の増加によって1回拍出量が増加する。	57 □○：スターリングの心臓の法則
58 吸息は静脈還流を促進する。	58 □○：胸腔内圧の低下による。
59 静脈弁の障害で静脈還流が促進される。	59 □×：血液の逆流が起こるため、静脈還流が障害される。
60 歩行運動は静脈還流を抑制する。	60 □×：筋ポンプ作用により促進される。
61 心房内圧の上昇は静脈還流を促進する。	61 □×：上昇 → 低下
62 心臓神経の中枢は間脳の視床にある。	62 □×：間脳の視床 → 延髄
63 大動脈弓の圧受容器が興奮すると血圧が上昇する。	63 □×：上昇 → 低下
64 大動脈弓の圧受容器が興奮すると心拍数が低下する。	64 □○：頸動脈洞・大動脈弓反射
65 血中ナトリウム濃度の上昇は血圧を低下させる。	65 □×：低下 → 上昇 血漿浸透圧の上昇により、血液量が増加する。
66 レニン分泌の増加により血圧が低下する。	66 □×：低下 → 上昇
67 心収縮力の増大は血圧を増加させる。	67 □○：心拍出量が増加するため。
68 細動脈の拡張により血圧が上昇する。	68 □×：末梢血管抵抗が低下し、血圧が低下する。
69 頸動脈洞圧受容器は血液量をモニターする。	69 □×：圧受容器は血圧上昇に反応する。
70 大動脈小体化学受容器は血液量をモニターする。	70 □×：化学受容器は血中O_2分圧の低下に反応する。
71 心肺部圧受容器は血液量をモニターする。	71 □○：低圧受容器（伸展受容器）である。
72 頸動脈洞を圧迫すると徐脈になる。	72 □○：頸動脈洞・大動脈弓反射
73 発熱時には徐脈となる。	73 □×：徐脈 → 頻脈
74 動脈は静脈より血管抵抗が小さい。	74 □×：大きい
75 静脈は動脈より多くの血液を貯留する。	75 □○
76 二酸化炭素は血管拡張作用をもつ。	76 □○：乳酸、アデノシン、ブラジキニン、ヒスタミン、一酸化窒素なども血管拡張作用をもつ。

3 ▶呼吸

□ 呼吸には外界から酸素（O_2）を（血液）中に取り入れ、二酸化炭素（CO_2）を（肺胞）内（外界）に放出する（外呼吸）（＝肺胞呼吸）と、血液中のO_2を（組織）に与え、組織から放出されたCO_2を（血液）中に取り込む（内呼吸）（＝細胞呼吸）がある。

□ 安静時の呼吸（自然呼吸）では、（外肋間筋）や（横隔膜）などの呼吸筋が（収縮）して胸腔が広がり、胸腔内圧が（低下）し、さらに肺胞内圧が（低下）して吸息が行われる。また、これらの筋が（弛緩）することで呼息が行われる。

□ 吸息、呼息に伴う肺容量の変化は（スパイロメータ）で測定される。

表 2-4：肺気量

肺気量	意味
（一回換気量）	通常の呼吸（自然吸気、自然呼気）において、一回の呼吸で肺に出入りする空気量。基準値：約（500）mL（成人男性）
（予備吸気量）	自然吸気後、さらに吸い込むことのできる空気量。
（予備呼気量）	自然呼気後、さらに吐き出すことのできる空気量。
（残気量）	最大呼出後に肺内に残っている空気量。約（1〜1.5）L（成人）
（機能的残気量）	自然呼息の時に肺内に残る空気量。
（肺活量）	最大吸入後呼出することのできる最大呼出量。
（全肺気量）	最大吸気を行った時、肺に取り込まれている空気量。

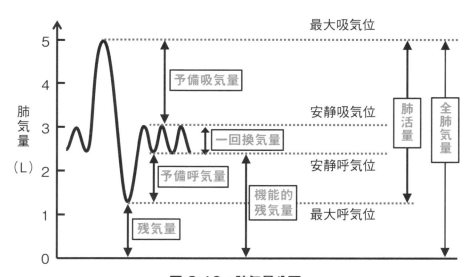

図 2-10：肺気量分画

□ 一回換気量約500 mlのうちガス交換に関与しない約（150）mlを（死腔）量といい、実際

に肺胞へ到達する空気量を（肺胞換気量）［＝（一回換気量）−（死腔量）］という。

- [ ] 1分間あたりの肺胞換気量を（分時肺胞換気量）といい、（肺胞換気量）× 呼吸数/分で求められる。

- [ ] ガスは分圧の高い方から低い方へ、（分圧差）がなくなるまで（拡散）する。

- [ ] 外呼吸では、O_2は（肺胞）側（PO_2 100 mmHg）から（静脈血）側（PO_2 40 mmHg）へと移動し、CO_2は（静脈血）側（PCO_2 46 mmHg）から（肺胞）側（PCO_2 40 mmHg）へと移動する。

- [ ] O_2の大部分は赤血球中の（ヘモグロビン）（Hb）に結合し運搬される。

- [ ] O_2とHbの結合度を（O_2飽和度）といい、酸素分圧（PO_2）との関係は（O_2解離曲線）で示される。

- [ ] O_2解離曲線はpHの（低下）、CO_2分圧の（上昇）、体温の（上昇）によって、右方移動する。右方移動すると、同じPO_2であってもHbのO_2結合力（O_2飽和度）が（低下）し、よりO_2が（解離）しやすくなることを意味する。

- [ ] HbのO_2親和性がpHにより変化することを（ボーア）効果という。

- [ ] 2,3-DPG（2,3-ジホスホグリセリン酸）は（解糖系）（副経路）の中間産物であり、（赤血球）中に高濃度に存在し、Hbに結合することにより、HbのO_2結合度を（低下）させる。

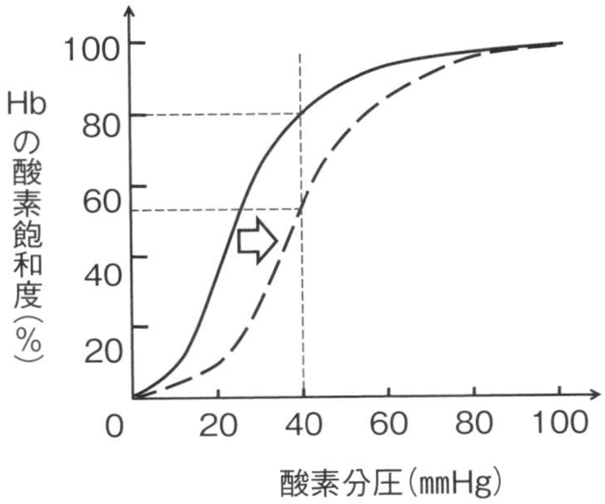

図 2-11：Hbの酸素解離曲線

- [ ] CO_2は赤血球内で（炭酸脱水素酵素）（CA）により炭酸（H_2CO_3）となる。H_2CO_3は（水素）イオンと（重炭酸）イオン（HCO_3^-）に解離し、（HCO_3^-）の形で血漿中を運搬される。

- [ ] 上記の他、CO_2は血漿蛋白と結合し（カルバミノ）化合物となったり、遊離のCO_2として血漿中に（溶解）したりして、運搬される。

- [ ] 呼吸中枢は（延髄）に存在し、化学受容器や大脳皮質、（橋）からの調節を受ける。

- [ ] 吸息により肺の（伸展受容器）が興奮すると、（迷走）神経を介して呼吸中枢を刺激し、吸息から呼息への切り換えを促進する。→（ヘーリング・ブロイエル）反射

- [ ] 血液中のO_2分圧が著しく低下すると、（頸動脈小体）や（大動脈小体）などにある末梢（化学）受容器が興奮し、呼吸中枢を刺激して呼吸を（促進）する。

- [ ] 血液中の（CO_2）分圧の上昇や細胞外液の水素イオン濃度の（上昇）により、延髄の（中枢化学受容器）が興奮し、呼吸中枢を刺激して呼吸を促進する。

3 ▶呼吸 Q&A

Question	Answer

1 肺胞と血液の間のガス交換を内呼吸という。

1 □ ×：内呼吸 → 外呼吸

2 内呼吸は肺胞呼吸とも呼ばれる。

2 □ ×：肺胞呼吸 → 細胞呼吸

3 外肋間筋は呼息時に収縮する。

3 □ ×：呼息 → 吸息
安静呼息では筋は収縮しない。

4 横隔膜が収縮すると胸腔が縮小し、吸気が起こる。

4 □ ×：横隔膜は収縮により下降し、胸腔を拡大する。

5 1回換気量は約1000 mLである。

5 □ ×：約500 mL

6 成人男性の肺活量は約4000 mLである。

6 □ ○

7 肺活量は、予備吸気量＋予備呼気量である。

7 □ ×：肺活量＝予備吸気量＋1回換気量＋予備呼気量

8 最大呼息後に肺に残る空気の量を機能的残気量という。

8 □ ×：機能的残気量 → 残気量

9 肺内に入れることができる全空気量を肺活量という。

9 □ ×：肺活量 → 全肺気量

10 機能的残気量は、1回換気量－死腔量である。

10 □ ×：予備呼気量＋残気量
1回換気量－死腔量＝肺胞換気量

11 死腔量が低下すると、血中酸素分圧が低下する。

11 □ ×：死腔量が増加すると、血中O_2分圧が低下する。

12 安静時の肺胞換気量は、死腔量よりも少ない。

12 □ ×：安静時、肺胞換気量は約350 ml、死腔量は約150 mlである。

13 過換気では動脈血二酸化炭素分圧が上昇する。

13 □ ×：CO_2の排出が増加するため、低下する。

14 過換気では血漿水素イオン濃度が低下する。

14 □ ○：血液がアルカリ性に傾く。（呼吸性アルカローシス）

15 過換気では血漿重炭酸イオン濃度が低下する。

15 □ ○：血液を酸性側に戻すために、HCO_3^-の排泄が亢進する。

16 肺胞におけるガス交換は浸透により行われる。

16 □ ×：拡散（受動輸送）である。

17 動脈血の酸素分圧は約60 mmHgである。

17 □ ×：約97 mmHg（肺胞分圧とほぼ等しい）

18 肺胞内の二酸化炭素分圧は約45 mmHgである。

18 □ ×：約40 mmHg

19 O_2分圧上昇により、Hbの酸素飽和度が低下する。

19 □ ×：低下する → 上昇する

20 酸素解離曲線はCO_2分圧が低下すると右方移動する。

20 □ ×：低下 → 上昇

21 pHが低下すると、Hbの酸素結合度が低下する。

21 □ ○：ボーア効果（pH低下により右方移動する）

22 血液のCO_2のほとんどがHbと結合して血液中を運搬される。

22 □ ×：多くのCO_2が重炭酸イオンとして血漿中に溶解して運搬される。

23 呼吸中枢は大脳皮質にある。

23 □ ×：大脳皮質 → 延髄

24 大動脈小体が興奮すると呼吸が促進される。

24 □ ○：酸素分圧の低下により興奮する。

25 頸動脈小体は血液量の減少により刺激される。

25 □ ×：化学受容器が存在し、主にO_2分圧の低下によって刺激される。

26 脳脊髄液水素イオン濃度の低下により、呼吸が促進される。

26 □ ×：水素イオン濃度の上昇（pHの低下）により呼吸が促進される。

27 吸息により肺胞壁の伸展受容器が興奮する。

27 □ ○

28 ヘーリング・ブロイエル反射の受容器は、圧受容器である。

28 □ ×：圧受容器 → 伸展受容器

29 ヘーリング・ブロイエル反射の求心路は、迷走神経である。

29 □ ○

30 ヘーリング・ブロイエル反射は、呼気抑制に働く。

30 □ ×：呼気 → 吸気

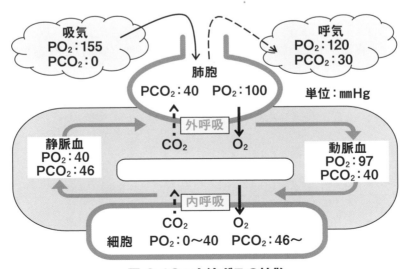

図 2-12：血液ガスの拡散

4 ▶消化と吸収

□ 唾液には消化酵素である（アミラーゼ）（プチアリン）が含まれ、（デンプン）を（麦芽糖）（マルトース）に分解する。

□ 嚥下運動は、①（口腔）相、②（咽頭）相、③（食道）相の3つの過程で進行する。

表 2-5：嚥下の過程

口腔相	舌の（随意）的な運動により口腔内の食塊が（咽頭）まで送り込まれる。
咽頭相	咽頭から（食道入口）までの相で、（軟口蓋）が挙上し鼻腔への逆流が阻止され、（喉頭蓋）が倒れて気管に蓋をする。全て（不随意）運動である。
食道相	食道の（蠕動運動）により食塊が（胃）まで運ばれる。

□ 胃腺の構成細胞には、（ペプシノゲン）を分泌する主細胞、（塩酸）を分泌する壁細胞、（ムチン）を含む粘液を分泌する粘液細胞などがある。また、壁細胞からは（ビタミンB_{12}）の吸収に必要な内因子が分泌される。

□ ペプシノゲンは塩酸により活性化され（ペプシン）となり、（タンパク質）を分解する。

□ 幽門にある胃腺（＝幽門腺）などから分泌される（ガストリン）は胃酸やペプシノゲンの分泌を促進し、十二指腸から分泌される（セクレチン）は胃酸の分泌を抑制する。

表 2-6：胃液の分泌過程

①脳相	視覚・嗅覚・聴覚・味覚刺激により、（迷走）神経を介して胃液分泌が促進される。
②胃相	食物が胃に入ると反射的に胃壁が（弛緩）する（＝受け入れ弛緩）。また、消化物が（ガストリン）の分泌を促進することで、大量の胃液分泌が起こる。
③腸相	食物が十二指腸に入り、（セクレチン）や（GIP）が分泌され、主に胃液分泌が（抑制）される。

□ 膵液は膵臓の（外分泌腺）から分泌される消化液で、食後、膵管を通って（十二指腸）に分泌される。

表 2-7：膵液中の消化酵素

糖質分解酵素	（アミラーゼ）（アミロプシン）：（デンプン）をマルトースに分解する。
脂質分解酵素	（リパーゼ）（ステアプシン）
蛋白分解酵素	（トリプシン）、（キモトリプシン）、カルボキシペプチダーゼなど。
核酸分解酵素	（ヌクレアーゼ）：核酸（DNA、RNA）を分解する。

- [ ] セクレチンは（重曹水）に富む膵液の分泌を促進し、コレシストキニンは（消化酵素）に富む膵液の分泌を促進する。

- [ ] コレシストキニンは胆のうを（収縮）させ、胆汁分泌を（促進）する。

- [ ] 腸液は小腸から分泌される弱アルカリ性の消化液で、（マルターゼ）、スクラーゼ、ラクターゼなどの糖質分解酵素や（アミノペプチダーゼ）などの蛋白分解酵素、（腸リパーゼ）などの脂質分解酵素を含む。

- [ ] 栄養素の多くや水分の（95）％は、小腸粘膜の（絨毛）から吸収される。

- [ ] 糖質やアミノ酸などの水溶性物質は小腸粘膜より（Na^+）と共輸送され、（毛細血管）から吸収される。

- [ ] 脂溶性物質は（胆汁酸塩）による（ミセル）を形成し（乳化作用）、（中心乳糜管）（リンパ管）から吸収される。

- [ ] 小腸の運動には、食物の輸送に働く（蠕動）運動や、腸内容物と消化液の混和を促進する（分節）運動と（振子）運動がある。

- [ ] 大腸では胃－大腸反射により（総（大）蠕動）が起こり、食物が一気に直腸に押し込まれ、（便意）を生じる。

- [ ] 直腸に食物が押し込まれると求心性の（骨盤）神経により（腰仙髄）の排便中枢に伝えられ、遠心性の（骨盤）神経（副交感神経）が興奮してS状結腸や直腸を（収縮）させる。この時、（下腹）神経（交感神経）が抑制されて内肛門括約筋が（弛緩）し、（陰部）神経（体性神経）が抑制されて外肛門括約筋が（弛緩）する。外肛門括約筋は（随意）的に制御可能である。

- [ ] 小腸から吸収された栄養素は（門脈）を介し、（肝臓）に運ばれ、代謝される。

- [ ] 肝臓は（グリコーゲン）の合成・貯蔵や、（血液凝固因子）や（アルブミン）などのタンパク質の合成、胆汁や（コレステロール）などの脂質の合成、有害物質の（解毒）などの機能をもつ。

- [ ] 胆汁は肝臓で合成され、（胆のう）に貯留され、（十二指腸）に分泌されて働く。

- [ ] 胆汁は（消化酵素）を含まないが、（脂肪）の消化と吸収を助ける。

- [ ] 胆汁中に含まれる胆汁酸は（コレステロール）から生成され、胆汁色素の大部分は（ビリルビン）であり、破壊された赤血球から放出された（ヘモグロビン）から生成される。

MEMO

4 ▶ 消化と吸収 Q&A

1 唾液に含まれる消化酵素はペプシンである。

1 □ ×：ペプシン → アミラーゼ

2 嚥下に伴う軟口蓋の挙上は随意運動である。

2 □ ×：随意運動 → 不随意運動

3 嚥下の口腔相は不随意運動である。

3 □ ×：不随意 → 随意

4 嚥下の咽頭相では軟口蓋が挙上して喉頭(気管)に蓋がされる。

4 □ ×：喉頭の閉鎖は喉頭蓋による。

5 嚥下に伴う食道の蠕動運動は随意運動である。

5 □ ×：随意運動 → 不随意運動

6 嚥下に伴う舌による食塊移送は不随意運動である。

6 □ ×：不随意運動 → 随意運動

7 嚥下中枢は脊髄に存在する。

7 □ ×：脊髄 → 延髄

8 ムチンは胃腺から分泌される。

8 □ ○：ムチンは粘液の成分であり、粘液細胞から分泌される。

9 ガストリンは胃腺から分泌される。

9 □ ○：幽門腺の内分泌細胞から分泌される。

10 セクレチンは胃腺から分泌される。

10 □ ×：胃腺 → 十二指腸

11 ペプシノゲンは胃腺から分泌される。

11 □ ○：胃腺の主細胞から分泌される。

12 ペプシンは脂質を分解する。

12 □ ×：脂質 → タンパク質

13 胃液にはビタミンCの吸収に必要な内因子が含まれる。

13 □ ×：ビタミンC → ビタミンB_{12}

14 胃液分泌の脳相では、味覚刺激による無条件反射が関与する。

14 □ ○：その他、視覚や聴覚による条件反射が関与する。

15 胃液の分泌は、迷走神経の調節を受ける。

15 □ ○

16 胃の受け入れ弛緩は体性－運動反射である。

16 □ ×：内臓－内臓反射

17 口腔粘膜に食物が触れると、ガストリンの分泌が促進する。

17 □ ×：消化物が胃粘膜を刺激すると分泌される。

18 ガストリンは胃酸の分泌を抑制する。

18 □ ×：抑制 → 促進

19 膵液のpHは弱アルカリ性である。

19 □ ○

20 膵液には糖質の消化酵素は含まれない。	20 □×：膵アミラーゼが含まれる。
21 トリプシンは膵液に含まれる消化酵素である。	21 □○
22 膵液にはヌクレアーゼが含まれる。	22 □○：核酸分解酵素である。
23 コレシストキニンは胃酸分泌を抑制する。	23 □×：コレシストキニン → セクレチン、GIP
24 セクレチンは重層水に富む膵液分泌を促進する。	24 □○
25 リパーゼはタンパク質の消化酵素である。	25 □×：タンパク質 → 脂質
26 ブドウ糖の吸収にはNa⁺が必要である。	26 □○：共輸送される。
27 グルコースは小腸上皮から吸収後、中心乳糜管に入る。	27 □×：グルコース → 中性脂肪
28 消化管の蠕動運動は、必ず口側から肛門側へ移動する。	28 □×：上行結腸では逆蠕動がみられる。
29 胃では大蠕動という強い蠕動運動がみられる。	29 □×：胃 → 大腸
30 大腸液は消化酵素を含まない。	30 □○
31 大腸では水分の約80％が吸収される。	31 □×：水分吸収の95％は小腸で行われる。
32 大腸の蠕動運動は交感神経活動によって促進される。	32 □×：交感神経により抑制され、副交感神経により促進される。
33 排便は交感神経の興奮により促進される。	33 □×：交感神経 → 副交感神経
34 肝臓はアルブミンを合成する。	34 □○
35 肝臓は体外からの毒素を分解する。	35 □○：解毒機能を持つ。
36 胆汁は胆嚢で産生される。	36 □×：胆嚢 → 肝臓
37 胆汁の分泌は迷走神経によって調節される。	37 □○
38 胆汁は消化酵素を含む。	38 □×：消化酵素は含まれない。
39 胆汁は糖質の消化・吸収に関与する。	39 □×：糖質 → 脂質
40 胆汁酸とブドウ糖はミセルを形成する。	40 □×：ブドウ糖 → 脂質

5 ▶代謝

☐ エネルギー源となる（糖質）（炭水化物）、（脂質）、（蛋白質）は三大栄養素と呼ばれる。

☐ 生きていく上で必要最低限のエネルギー量を（基礎代謝量）といい、（仰臥）位の（安静）状態、（摂食）後12〜14時間、（20〜25）℃、（覚醒）時に測定されるエネルギー量である。

基礎代謝増加要因
性別：男性 ＞ 女性 季節：冬 ＞ 夏 発熱、（妊娠）、筋運動 （交感）神経興奮 （甲状腺）ホルモン

☐ 一般成人における基礎代謝は、男性で約（1500）kcal/日、女性で約（1200）kcal/日であり、（体表面積）に比例する。

☐ エネルギー源として最も重要な単糖は（グルコース）であり、多糖である（グリコーゲン）として（肝臓）や（筋肉）に貯蔵される。

☐ グリコーゲンは分解されて（グルコース）となり、（血糖）維持や（エネルギー源）として利用される。

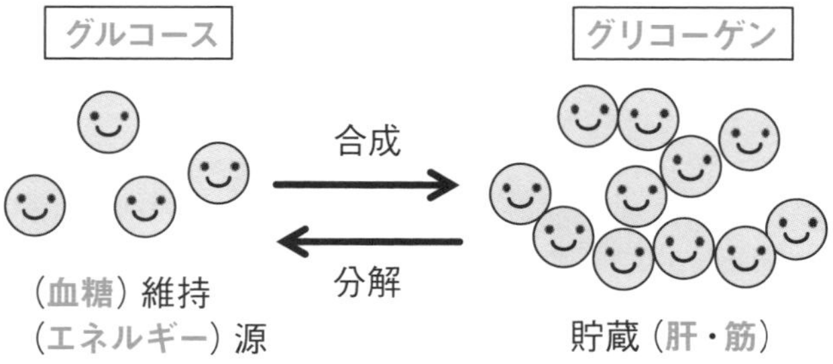

図 2-13：グリコーゲンの合成・分解

☐ 蛋白質は（アミノ酸）が（ペプチド）結合により多数結合したもので、（酵素）やホルモン、（抗体）など生体成分の主成分となる。

☐ 生体内で合成できないアミノ酸を（必須）アミノ酸といい、食事から摂取する必要がある。

必須アミノ酸
（イソロイシン）、（ロイシン）、（バリン）、（ヒスチジン）、（リシン）、（メチオニン）、 （トリプトファン）、（フェニルアラニン）、（スレオニン）

☐ 生体内で重要な脂質には、中性脂肪である（トリグリセリド）（TG）、ステロイドホルモンなどの原料となる（コレステロール）、細胞膜の主成分である（リン脂質）などがある。

☐ コレステロールの大部分は（肝臓）で合成される。

☐ トリグリセリドは（グリセロール）（＝グリセリン）に（脂肪酸）が3つ結合したもので、（リパーゼ）の作用により、（グリセロール）と（脂肪酸）に分解される。

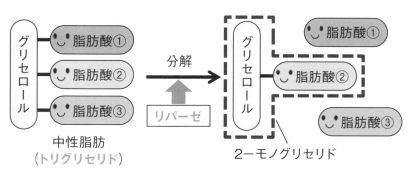

図 2-14：中性脂肪の分解

□ グリセロールは（肝臓）などで、（糖新生）によりグルコースとなる。

□ 脂肪酸は（β酸化）により（アセチルCoA）となり、TCA回路に入る。

□ リポ蛋白は生体内で（脂質）を運搬するもので、アポ蛋白やリン脂質が（脂質）を中心に取り囲んだ球状の構造をとる。

□ 解糖系は（グルコース）が細胞質に存在する（嫌気）的酵素（無酸素条件で働く酵素）により（ピルビン酸）を経て乳酸になる過程である。

□ （好気）的（有酸素）条件下ピルビン酸は（ミトコンドリア）でアセチルCoAとなり、（クエン酸）回路（TCA回路、クレブス回路）に入る。

□ クエン酸回路で生成したNADH＋H⁺やFADH₂を使い、（ATP）を生成する過程を（電子伝達系）という。

□ 電子伝達系ではミトコンドリア内膜の酵素により、（酸素）を使って大量の（ATP）や（H₂O）が産生される。

□ 高エネルギーリン酸化合物である（ATP）（アデノシン3リン酸）はADP（アデノシン2リン酸）と（リン酸）に加水分解される時に（エネルギー）を発生する。
　※アデノシンは（アデニン）と（リボース）が結合したもの。

□ （グルコース）不足の時、蛋白質の分解で生じた（アミノ酸）や中性脂肪の分解で生じた（グリセロール）などの糖質ではない物質からグルコースを生成する過程を（糖新生）という。

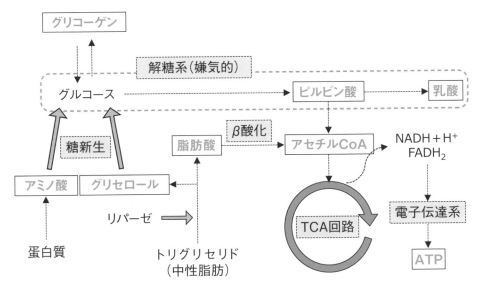

図 2-15：栄養素の代謝

□ （ビタミン）は微量ではあるが生理作用を円滑に行うために必須な有機化合物であり、生体内で（合成）できないものもあるため食物から摂取する必要がある。

5 ▶代謝 Q&A

Question	Answer
1 ビタミンはエネルギー源になる栄養素である。	**1** □ ×：エネルギー源になるのは3大栄養素（糖質・脂質・蛋白質）である。
2 基礎代謝は睡眠時の代謝を指す。	**2** □ ×：基礎代謝量は安静時に測定される。
3 日本人男性（20〜40歳）の基礎代謝量は約1000 kcal/日である。	**3** □ ×：1000 kcal/日 → 1500 kcal/日
4 基礎代謝量は同性・同年齢であれば体表面積に反比例する。	**4** □ ×：反比例 → 比例　体表面積が大きいほど高くなる。
5 基礎代謝は男性よりも女性の方が高い。	**5** □ ×：女性よりも男性の方が高い。
6 基礎代謝量は加齢によって低下する。	**6** □ ○
7 基礎代謝は体温上昇によって低下する。	**7** □ ×：体温上昇によって上昇する。
8 グリコーゲンは健常成人の体内で合成されない。	**8** □ ×：グルコースから合成される。
9 トリプトファンは健常成人の体内で合成されない。	**9** □ ○：必須アミノ酸の一種であり、食事から摂取する必要がある。
10 トリグリセリドは健常成人の体内で合成されない。	**10** □ ×：代表的な中性脂肪であり、体内で合成される。
11 コレステロールは健常成人の体内で合成されない。	**11** □ ×：主に肝臓で合成される。
12 コレステロールは単純脂質である。	**12** □ ×：アルコールと脂肪酸からなる物質が単純脂質であり、中性脂肪がこれにあたる。コレステロールはステロイドの一種である。
13 皮下脂肪の主成分はコレステロールである。	**13** □ ×：コレステロール→中性脂肪
14 グルコースは多糖類の一種である。	**14** □ ×：多糖類 → 単糖類
15 グルコースからグリセロールが合成される。	**15** □ ×：グリセロールからグルコースが合成される（糖新生）。
16 タンパク質はアミノ酸がペプチド結合によりつながったものである。	**16** □ ○
17 ヒトの蛋白質は4種類のアミノ酸からなる。	**17** □ ×：4 → 20

18 脂肪酸は解糖系で代謝される。

18 □ ×：脂肪酸 → グルコース

19 脂質は蛋白と結合した形で血液中を運搬される。

19 □ ○：キロミクロンやVLDL、LDL、HDLなどのリポ蛋白として運搬される。

20 トリグリセリドは代表的な中性脂肪である。

20 □ ○

21 トリグリセリドは脂肪酸に3分子のグリセロールが結合したものである。

21 □ ×：グリセロールに3分子の脂肪酸が結合したものである。

22 脂肪酸の多くは水溶性物質である。

22 □ ×：水溶性 → 疎水性

23 脂質は細胞膜の構成成分である。

23 □ ○：リン脂質として主要な細胞膜の構成成分となる。

24 グリセロールはβ酸化によりATPを産生する。

24 □ ×：グリセロール → 脂肪酸

25 脂質は酵素で分解され、脂肪酸とグリセロールになる。

25 □ ○：リパーゼの作用

26 ATPにはデオキシリボースが含まれる。

26 □ ×：デオキシリボース → リボース

27 ATPにはリン酸が含まれる。

27 □ ○：アデノシンに3つのリン酸が結合した構造をとる。

表 2-8：ビタミンの機能と欠乏症

	ビタミン名	特徴・機能	欠乏症
脂溶性	ビタミンA	（ロドプシン）（視紅）の成分となる。	（夜盲症）
	ビタミンD	小腸からの（Ca^{2+}）と（P^-）の吸収促進。	骨軟化症、（くる病）（小児）
	ビタミンE	脂質の（抗酸化）作用	稀。
	ビタミンK	（肝臓）において、プロトロンビンなどの（血液凝固因子）を活性化する。	（血液凝固）障害（特に新生児）
水溶性	ビタミンB_1	（糖代謝）系の補酵素。	（脚気）、（ウェルニッケ脳症）
	ビタミンB_2	酸化還元反応の重要な（補酵素）。	舌炎、脂漏性皮膚炎など。
	ビタミンB_6	（アミノ酸）代謝の補酵素として働く。	稀。
	ビタミンB_{12}	（核酸）（DNA、RNA）合成反応の補酵素。	巨赤芽球性貧血（悪性）貧血
	葉酸	（核酸）（DNA、RNA）合成反応の補酵素。	（巨赤芽球性）貧血
	ナイアシン	（酸化還元）酵素の補酵素。	（ペラグラ）
	ビタミンC	抗酸化作用、（コラーゲン）の生成など。	（壊血病）

6 ▶体温

☐ 環境温度に影響を受ける体表の温度を（外殻）温度といい、環境温度に影響を受けない体内の温度を（核心）温度という。通常は（核心）温度を測定し体温としている。

☐ 体温は（腋窩）温、（口腔）温、（直腸）温の順に高く、最も核心温度を反映するのは（直腸）温である。

☐ 体温には（日周期リズム）がみられ、早朝（3〜6時）に（最低）となり、午後（3〜6時）に（最高）となる。

☐ 新生児は（体温調節中枢）が未発達であるため、環境温によって容易に体温が変動する。

☐ 女性の体温は（性周期）によって変動し、基礎体温（起床直後、安静状態で測定する最低体温）は（卵胞）期に低く（低温期）、（黄体）期に高い（高温期）。

☐ 黄体期には（プロゲステロン）が分泌され、基礎体温を上昇させる。

☐ 甲状腺から分泌される（サイロキシン）は代謝亢進作用があり、体温を（上昇）させる。

☐ 体温は（食事）や（運動）によって上昇する。

☐ 熱産生には、骨格筋の収縮による（ふるえ）熱産生と、（肝臓）や（褐色脂肪）組織などでみられる（非ふるえ）熱産生に分けられる。

☐ 体内の産熱量は（代謝）が活発な臓器で多く、安静時で最も多いのは（筋）で、次が（肝臓）である。

☐ 体内深部で産生された熱は（血流）を介して体表に運ばれ、（伝導）、（輻射）＝（放射）、（対流）、（蒸発）により放散される。

☐ 環境温が常温の場合、熱放散の割合は（輻射）が60%、（伝導）と対流が15%、（蒸発）が25%である。

☐ 輻射、伝導と対流による放熱は環境温上昇に伴い効率が（低下）し、環境温が体温以上になると（発汗）による（蒸発）がほぼ100%となる。

表 2-9：放熱の種類

輻射	体表から電磁波 [（赤外線）] の形で熱が放散される。
伝導	体に接している物体の方に熱が（移動）する。
対流	体表近くの（空気の流れ）により放熱が促進される。
蒸発	皮膚や呼吸器から水分が（気化）するときに熱が奪われる（気化熱）。（発汗）と（不感蒸泄）※がある。 ※気づかないうちに生じる皮膚や気道からの水分放出。

☐ 体温上昇による発汗を（温熱性）発汗といい、（手掌）、（足底）を除く全身に起こる。

☐ 精神緊張状態では（手掌）、（足底）に体温調節上の意味がない発汗が生じ、この発汗を（精

神性）発汗とよぶ。

□ 汗腺には全身に分布し体温調節を担う（エクリン）腺と、（腋窩）や外陰部など特定の部位に存在し体温調節に関与しない（アポクリン）腺がある。

□ （感覚器）が受容した体温の情報は（視床下部）の体温調節中枢に伝えられ、ここで設定された体温［（セットポイント）］に近づくように（効果器）の機能を調節する。

□ 深部体温受容器として、視床下部前部から視索前野にかけて存在する（温度感受性）ニューロンがあり、温度上昇で活動が増加する（温）ニューロンと温度低下で活動が増加する（冷）ニューロンが存在する。

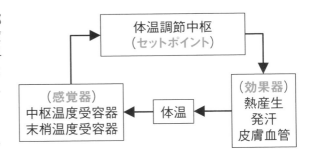

図 2-16：体温調節機構

□ 温ニューロンは（熱放散）を促進し、冷ニューロンは（熱産生）を促進する。

□ 皮膚の温度受容器には（温）受容器と（冷）受容器があり、後者の数が多い。

□ 環境から体に入る熱や、激しい運動などで熱産生量が大きくなり熱放散が追いつかず、高体温となったものを（うつ熱）という。

□ 発熱は細菌などの（外因性発熱物質）が単球や（マクロファージ）に（内因性発熱物質）を産生させることで生じる。

□ 内因性発熱物質には（インターロイキン1）などがあり、これが脳に作用して（プロスタグランジン）の産生を促進し、（セットポイント）を上昇させて、発熱を起こす。

□ 高温環境では発汗の（増大）、皮膚血管の（拡張）、筋緊張の（低下）などがみられる。また、（バソプレッシン）の分泌量が増加し、尿量が（減少）する。

□ 低温環境では（ふるえ）および（皮膚血管）や（立毛筋）の収縮が起こる。

□ 暑さに身体を適応させることを（暑熱順化）といい、寒さに身体を適応させることを（寒冷順化）という。

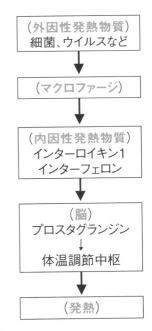

図 2-17：発熱機構

表 2-10：暑熱順化と寒冷順化

暑熱順化	発汗量の（増大）、皮膚血流量の（増大）、代謝量の（低下）
寒冷順化	基礎代謝量の（増加）、皮下脂肪の増大、体毛の密生 ※ヒトでは著明でない。

6 ▶ 体温 Q&A

Question	Answer
1 核心温度は、環境温度に影響を受ける。	**1** □ ×：核心温度 → 外殻温度
2 腋窩温、口腔温、直腸温の中では、口腔温が最も高い。	**2** □ ×：直腸温が最も高い。
3 体温は早朝に最低となる。	**3** □ ○
4 体温は昼（午前11時〜午後2時）に最高となる。	**4** □ ×：夕方（午後3〜6時）に最高となる。
5 新生児にも体温の日周期リズムが認められる。	**5** □ ×：2歳以降に認められる。
6 基礎体温は卵巣周期の卵胞期に高く、黄体期に低い。	**6** □ ×：卵胞期に低く、黄体期に高い。
7 プロゲステロンは基礎体温を上昇させる。	**7** □ ○
8 サイロキシンは放熱を促進する。	**8** □ ×：放熱 → 産熱
9 体温は食後30〜90分で高くなる。	**9** □ ○：特異動的作用という。
10 ふるえ、基礎代謝、発汗などは体熱産生に関与する。	**10** □ ×：発汗は放熱に関与する。
11 熱産生量は肝臓で最も多い。	**11** □ ×：筋による産熱量が最も多い。
12 非ふるえ熱産生は褐色脂肪組織で顕著にみられる。	**12** □ ○
13 赤外線（電磁波）を介する熱放散を伝導という。	**13** □ ×：伝導 → 輻射
14 発汗は放射による放熱の一種である。	**14** □ ×：放射 → 蒸発
15 風を身体に当てることで放射による放熱が効率的に行われる。	**15** □ ×：放射 → 対流
16 冷えたタオルで身体を包むことで伝導による放熱が促進される。	**16** □ ○
17 精神性発汗は手掌や足底で起こる。	**17** □ ○
18 体温調節にはアポクリン腺が関与する。	**18** □ ×：アポクリン腺 → エクリン腺
19 温熱性発汗の調節は視床下部で行われる。	**19** □ ○

20 発汗、呼吸は熱の放散に関与する。

20 □○

21 常温で体熱放散の割合が最も多いのは蒸発である。

21 □×：蒸発 → 輻射

22 高温環境下では、蒸発が最も重要な熱放散の仕組みとなる。

22 □○

23 体温調節中枢は延髄に存在する。

23 □×：延髄 → 視床下部

24 体温調節中枢は核心温度の変化を感受する。

24 □○

25 セットポイントの上昇により発熱が起こる。

25 □○

26 セットポイント上昇時には皮膚血管が拡張する。

26 □×：拡張 → 収縮
体温をセットポイントに近づけるため、産熱が促進され発熱する。

27 セットポイントの急上昇時にはふるえが生じる。

27 □○

28 細菌感染では産熱は抑制される。

28 □×：細菌感染では産熱は亢進する。

29 解熱時には立毛筋の収縮がみられる。

29 □×：解熱 → 発熱

30 高温環境下では汗腺の働きが高まる。

30 □○

31 高温環境下では皮膚血管が収縮する。

31 □×：収縮 → 拡張
皮膚血流を増加させて放熱を促進する。

32 高温環境下では尿量が増加する。

32 □×：増加 → 減少

33 暑熱順化には、皮下脂肪の増大や基礎代謝の増加がある。

33 □×：暑熱順化 → 寒冷順化

34 熱放散の仕組みが機能しないとうつ熱になる。

34 □○

35 体温を下げるときには、発汗やアドレナリン分泌増加がみられる。

35 □×：アドレナリンは熱産生を増加する。

36 インターロイキン1は外因性発熱物質である。

36 □×：外因性 → 内因性

37 プロスタグランジンは発熱物質である。

37 □○

38 温ニューロンの活動が増大し、発熱が誘発される。

38 □×：温ニューロンは体温を下げるように働く。

7 ▶排泄

- □ 腎臓1個あたり約（100万）個の（ネフロン）が存在し、ここで尿の生成が行われる。

- □ 尿は①（糸球体ろ過）、②（尿細管再吸収）、③（尿細管分泌）の3つの過程により生成される

- □ 腎臓にある全ての糸球体で1日約（150～180）Lの血漿がろ過され、（原尿）が生成される。

- □ 尿細管では原尿の大部分が（再吸収）され、生体内に不要な物質が尿細管腔に（分泌）されている。

- □ 原尿の（99）％以上が尿細管や集合管で再吸収されるため、1日の尿量は約（1.5）Lである。

- □ 糸球体では、（タンパク）や（細胞）など分子量の（大きな）物質はろ過されない。

- □ 糸球体では圧力差による（限外）ろ過が行われ、糸球体ろ過量は（糸球体ろ過圧）が大きいほど（多く）なる。

- □ 糸球体ろ過圧＝①糸球体の（血圧）－②糸球体の（血漿膠質浸透圧）－③（ボーマン嚢内圧）

- □ 1分間に腎臓の全ての糸球体によりろ過される血漿量を（糸球体ろ過量）（GFR）という。

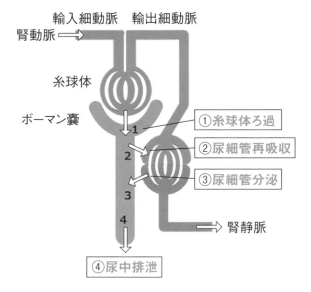

図 2-18: ネフロンにおける尿生成

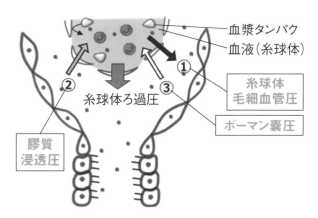

図 2-19：糸球体ろ過

- □ GFRは約（125）ml/分であり、腎血漿流量（500～700ml/分）の約（20）％に相当する。

- □ 血漿中のある物質Xを1分間に尿中に排泄した時、Xが除去された血漿量（mL/分）をXの（クリアランス）といい、Xの尿中排泄量 ［＝Xの（尿中濃度）（Ux）×1分間の（尿量）（V）］をXの（血漿中濃度）（Px）で割って求められる。

$$Cx \,(ml/分) = \frac{Ux \,(mg/ml) \times V \,(ml/分)}{Px \,(mg/ml)}$$

☐ クレアチニンは主に（糸球体ろ過）のみで排泄されるため、クレアチニン・クリアランスは糸球体の（ろ過）能力を表す指標として用いられる。

☐ アミノ酸やグルコースは（近位尿細管）で、糸球体ろ液中のほぼ（100）％が再吸収されるため、クリアランスはほぼ（ゼロ）である。

☐ 水やNa$^+$、K$^+$、HCO$_3^-$などの電解質は（近位尿細管）で、ろ液中の（70〜80）％が再吸収される。

☐ アルドステロンは、遠位尿細管および集合管でNa$^+$の（再吸収）およびK$^+$の（分泌）を促進する。

☐ 血漿浸透圧が（上昇）すると、（下垂体後葉）からバソプレッシン（ADH）が分泌され、（抗利尿）作用を示す。

☐ バソプレッシンは主に（集合管）に作用し、（水の再吸収）を促進して、尿の浸透圧を（上昇）させる。

☐ 水分の過剰摂取では血漿浸透圧が（低下）してADH分泌が（抑制）され、尿量は（増加）し、尿浸透圧は（低下）する。

☐ 末梢の排尿中枢は（仙髄）に、中枢の排尿中枢は（橋）に存在する。

☐ 尿充満による膀胱壁の伸展は（骨盤）神経を介し、（仙髄）の排尿中枢に伝えられる。

☐ 排尿時には（副交感）神経である（骨盤）神経が興奮し、膀胱平滑筋を（収縮）させ、内尿道括約筋を（弛緩）させる。

☐ 蓄尿時には（交感）神経である（下腹）神経が興奮し、膀胱平滑筋を（弛緩）させ、内尿道括約筋を（収縮）させる。

☐ （随意）筋の外尿道括約筋は、（体性）神経である（陰部）神経の興奮によって（収縮）する。

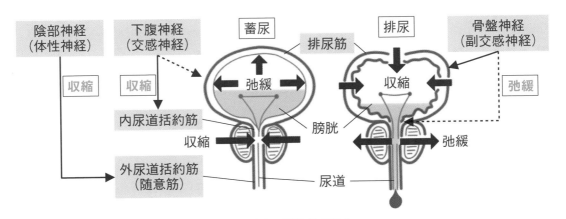

図 2-20：排尿と蓄尿

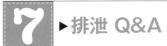 排泄 Q&A

Question	Answer
1 腎における尿生成の基本単位を腎小体という。	**1** □ ×：腎小体 → ネフロン ボーマン嚢と糸球体を合わせて腎小体という。
2 1日の尿量は約1.5ℓである。	**2** □ ○
3 尿細管では血漿成分のろ過が行われる。	**3** □ ×：尿細管 → 糸球体 尿細管では再吸収や分泌が行われる。
4 糸球体ではタンパクがろ過される。	**4** □ ×：タンパクなどの大分子はろ過されない。
5 生体に不要な成分は尿細管で分泌され、排泄される。	**5** □ ○：H^+、K^+、尿素などが分泌される。
6 重炭酸イオンは尿細管で分泌される。	**6** □ ×：再吸収され、血漿の酸塩基平衡維持に働く（1. 生理学の基礎 参照）
7 糸球体におけるろ過の原動力はボーマン嚢圧である。	**7** □ ×：ボーマン嚢圧 → 糸球体血圧
8 糸球体ろ過圧は、糸球体血圧 − ボーマン嚢圧 + 血漿膠質浸透圧で求められる。	**8** □ ×：糸球体血圧 −ボーマン嚢圧−血漿膠質浸透圧
9 血漿膠質浸透圧が低下すると、糸球体ろ過量が減少する。	**9** □ ×：糸球体ろ過量は増加する。
10 健常成人では腎臓に流入する血漿のうち、約60%が糸球体でろ過される。	**10** □ ×：60% → 20%
11 糸球体ろ過量は約125 ml/分である。	**11** □ ○
12 GFRとはクリアランスのことである。	**12** □ ×：GFRは糸球体ろ過量
13 ある物質Xのクリアランスを求める指標として、Xの尿中濃度が必要である。	**13** □ ○：Xのクリアランス ＝Xの尿中濃度×1分間の尿量 ÷Xの血漿中濃度
14 ある物質Xのクリアランスを求める指標として、1分間あたりの腎血流量が必要である。	**14** □ ×：必要でない。上記参照。
15 ある物質Xのクリアランスは、Xの尿中排泄量 × Xの血漿中濃度 で求められる。	**15** □ ×：Xの尿中排泄量÷Xの血漿中濃度

| 16 | NaClのクリアランスは比較的大きい。 | 16 □ ×：小さい。ほとんどが再吸収される。 |

16 NaClのクリアランスは比較的大きい。

16 □ ×：小さい。ほとんどが再吸収される。

17 クレアチニン・クリアランスは、尿細管機能の指標となる。

17 □ ×：尿細管機能
→ 糸球体（ろ過）機能

18 クレアチニンは尿細管再吸収されない。

18 □ ○：主に糸球体ろ過のみで排出される。

19 クレアチニンのクリアランス値はほぼゼロである。

19 □ ×：糸球体ろ過量（GFR）125 ml/分と近くなる。

20 安静時のグルコースのクリアランス値は、通常ゼロである。

20 □ ○：ほとんどが尿細管で再吸収されるため。

21 アルドステロンは、尿細管におけるブドウ糖の再吸収を促進する。

21 □ ×：ブドウ糖 → Na$^+$

22 バソプレッシンは尿量を増加させる。

22 □ ×：増加 → 減少

23 循環血漿量の減少により尿量が増加する。

23 □ ×：増加 → 減少

24 血漿浸透圧の上昇により尿量が減少する。

24 □ ○：バソプレッシン分泌が亢進する。

25 糸球体血圧の上昇により尿量が増加する。

25 □ ○：糸球体ろ過量が増加するため。

26 心肺部圧受容器活動の亢進により尿量が減少する。

26 □ ×：減少 → 増加
血圧上昇により、バソプレッシン分泌が抑制される。

27 レニン・アンギオテンシン系は、細胞外液量の低下で活性化される。

27 □ ○：細胞外液量の低下により、腎臓からレニンが分泌される。（8. 内分泌 参照）

28 排尿中枢は脳幹に存在する。

28 □ ○：排尿中枢は橋と仙髄に存在する。

29 排尿反射の求心路は陰部神経である。

29 □ ×：陰部神経 → 骨盤神経

30 蓄尿時には陰部神経の活動が亢進する。

30 □ ○：外尿道括約筋を収縮させる。

31 排尿時には下腹神経が興奮する。

31 □ ×：排尿時 → 蓄尿時

32 下腹神経は膀胱平滑筋を弛緩させる。

32 □ ○：内尿道括約筋は収縮させる。

33 蓄尿時には膀胱平滑筋支配の骨盤神経の興奮が上昇する。

33 □ ×：上昇 → 低下
骨盤神経の興奮は膀胱平滑筋を収縮させ、排尿を促進する。

34 腎臓は血流の自己調節が顕著な臓器である。

34 □ ○

8 ▶内分泌

- [ ] ホルモンは特定の細胞から（血液）中に分泌され、（標的細胞）に運ばれて、その機能を促進または抑制する。

- [ ] 水溶性ホルモンは（細胞膜上）にある受容体に結合し、細胞内の（セカンドメッセンジャー）を介して作用を発揮する。脂溶性ホルモンは（細胞内）にある受容体に結合して作用する。

- [ ] ホルモンは、その（化学構造）から3種類に分類される。

表 2-11：ホルモンの分類

（ステロイド）ホルモン	コレステロールから合成される脂溶性ホルモン	（副腎皮質）ホルモン、（性）ホルモン
（アミン）類	アミノ酸の脱炭酸により生成する。カテコールアミンは（水溶）性。	（甲状腺）ホルモン、（副腎髄質）ホルモン
（ペプチド）ホルモン	アミノ酸が結合したもの。水溶性。	多くのホルモン

- [ ] ホルモンの血中濃度が上昇すると、そのホルモンが（上位）の分泌部位に働きかけ、そこからのホルモン分泌を（抑制）し、そのホルモンの（血中濃度）を一定に保つ。
  → 負のフィードバック調節（図2-21）

  例）視床下部から分泌された甲状腺刺激ホルモン放出ホルモン（TRH）は、下垂体前葉からの甲状腺刺激ホルモン（TSH）の分泌を（促進）し、TSHが甲状腺からの甲状腺ホルモン（T_4、T_3）の分泌を（促進）する。T_4、T_3の血中濃度が増加すると、これらが視床下部や下垂体前葉に作用してTRHやTSHの分泌を（抑制）する結果、T_4、T_3の分泌が（抑制）される。

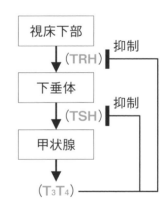

図 2-21：負のフィードバック

- [ ] 視床下部から分泌されるホルモンは、（下垂体前葉）ホルモンの分泌を促進または抑制する。

- [ ] 成長ホルモンは（下垂体前葉）から分泌され、身体の（成長）を促進する他、血糖（上昇）作用、中性脂肪（分解）促進作用などを持つ。

- [ ] プロラクチンは（下垂体前葉）から分泌され、（乳汁）の生成や分泌を促進する。

- [ ] 性腺刺激ホルモン［（ゴナドトロピン）］には、（卵胞刺激）ホルモン（FSH）と（黄体形成）ホルモン（LH）がある。

- [ ] 下垂体後葉ホルモンには、抗利尿ホルモン［（バソプレシン）］や（オキシトシン）があり、これらのホルモンは（視床下部）の神経細胞で合成され、下垂体後葉に運ばれて分泌される。
  → （神経）内分泌

□ バソプレッシンは腎の集合管で水の（再吸収）を促進し、利尿を（抑制）する。

□ オキシトシンは（子宮筋）を収縮し、（分娩）を促進する。 また、乳腺の筋上皮細胞に作用し、（乳汁）を射出する。

□ 甲状腺は（ヨウ素）を取り込んで甲状腺ホルモン［（サイロキシン）（T_4）、（トリヨードサイロニン）（T_3）］を合成する。甲状腺ホルモンは（基礎代謝）を上昇させる他、血糖（上昇）作用、（脂肪）分解作用、コレステロール（低下）作用をもつ。

□ 血中の（Ca^{2+}）濃度が上昇すると甲状腺から（カルシトニン）が分泌され、骨からのCa^{2+}の遊離を（抑制）する。

□ 血中の（Ca^{2+}）濃度が低下すると副甲状腺（上皮小体）から（パラソルモン）（PTH）が分泌され、骨からのCa^{2+}の遊離を（促進）し、腎臓（尿細管）でのCa^{2+}の（再吸収）を促進することにより、血中Ca^{2+}濃度を（上昇）させる。

□ 膵臓には（ランゲルハンス島）と呼ばれる内分泌細胞群が散在しており、α細胞から（グルカゴン）、β細胞から（インスリン）、δ細胞から（ソマトスタチン）が分泌される。

□ グルカゴンは、肝グリコーゲンの（分解）や（糖新生）を促進して血糖を（上昇）させる。

□ インスリンは細胞への（糖）の取り込みを促進し、血糖を（低下）させる。また、（グリコーゲン）や蛋白、脂肪の合成を促進する。

□ 副腎髄質から分泌されるホルモンは（アドレナリン）、（ノルアドレナリン）であり、これらは（交感神経）と同様の作用を示す。

□ 副腎皮質からは、特に電解質活性が強い（電解質）コルチコイドと糖質代謝活性の強い（糖質）コルチコイドが分泌される。

□ 主な糖質コルチコイドは（コルチゾール）であり、（血糖）上昇、（蛋白）分解促進、（抗炎症）作用などがある。

□ ストレスは視床下部―下垂体を介して（コルチゾール）の分泌を促進する。また、分泌量には（日内変動）がみられ、早朝に（最高）、夜間に（最低）となる。

□ 主な電解質コルチコイドは（アルドステロン）であり、尿細管における（Na^+）の再吸収と（K^+）の排泄を促進し、その結果血圧が（上昇）する。

□ テストステロンは精巣の（ライディッヒ細胞）から分泌され、精細管での（精子形成）を促進する。

□ 排卵後、（黄体）からプロゲステロンが分泌され、子宮内膜の（分泌）を促進し、基礎体温を（上昇）させる。また妊娠時は（胎盤）から大量に分泌され、（オキシトシン）に対する子宮筋の感受性を低下させて妊娠を（維持）する。

□ 妊娠が成立すると、胎盤から（ヒト絨毛性ゴナドトロピン）（hCG）が分泌され、黄体を刺激して（妊娠黄体）にする。

表 2-12：ホルモンの分泌部位と作用

分泌部位		ホルモン（略称）		主な作用
視床下部		成長ホルモン放出ホルモン（GRH）		（GH）の分泌促進
		プロラクチン放出ホルモン（PRH）		（プロラクチン）の分泌促進
		甲状腺刺激ホルモン放出ホルモン（TRH）		（TSH）の分泌促進
		副腎皮質刺激ホルモン放出ホルモン（CRH）		（ACTH）の分泌促進
		（ゴナドトロピン）放出ホルモン（GnRH/LH-RH）		（ゴナドトロピン）の分泌促進
		ソマトスタチン		成長ホルモンの分泌（抑制）
		プロラクチン抑制因子（ドパミン）		プロラクチンの分泌（抑制）
下垂体	前葉	成長ホルモン（GH）		成長促進、血糖（上昇）、脂肪分解（促進）
		プロラクチン（PRL）		（乳腺）発育、（乳汁）分泌促進
		甲状腺刺激ホルモン（TSH）		甲状腺ホルモンの（合成・分泌）促進
		副腎皮質刺激ホルモン（ACTH）		（糖質コルチコイド）、アンドロゲンの合成・分泌促進
		性腺刺激ホルモン（ゴナドトロピン）	卵胞刺激ホルモン（FSH）	（卵胞）の発育促進
			黄体形成ホルモン（LH）	（排卵）誘発、（黄体）形成促進
	後葉	（バソプレシン）/抗利尿ホルモン（ADH）		集合管での（水）の再吸収促進→ 利尿（抑制）
		オキシトシン		（射乳）作用、（子宮筋）収縮
甲状腺		（サイロキシン）（T$_4$）、トリヨードサイロニン（T$_3$）		（基礎代謝）の亢進、心機能亢進、血糖上昇、身体成長
		カルシトニン		（骨形成）促進、骨吸収抑制→ 血中Ca^{2+}（低下）
上皮小体		上皮小体（副甲状腺）ホルモン（パラソルモン）		（骨吸収）促進、Ca^{2+}再吸収促進→ 血中Ca^{2+}（上昇）
心臓		心房性Na利尿ペプチド（ANP）		利尿作用、血管拡張作用
		脳性Na利尿ペプチド（BNP）		利尿作用、血管拡張作用

分泌部位		ホルモン（略称）	主な作用
胃	幽門	ガストリン	（胃酸）分泌促進、胃運動（亢進）
	小腸	コレシストキニン（CCK）	胆のう（収縮）、 （酵素）の多い膵液分泌促進
		セクレチン	（HCO_3^-）の多い膵液分泌促進、 ガストリン分泌（抑制）
膵臓	α細胞	グルカゴン	血糖（上昇）
	β細胞	インスリン	血糖（低下）
	δ細胞	ソマトスタチン	グルカゴン・インスリンの分泌（抑制）
副腎	皮質	電解質コルチコイド [（アルドステロン）等]	尿細管での（Na^+）再吸収、 （K^+）分泌（排泄）促進
		糖質コルチコイド [（コルチゾール）等]	血糖（上昇）、蛋白分解、脂質代謝、 血圧上昇（高用量）、骨吸収、 免疫（抑制）、（抗炎症）作用
		アンドロゲン	（男性化）作用
	髄質	アドレナリン、ノルアドレナリン	（交感）神経作用（心機能亢進、血糖 上昇、血圧上昇等）
腎臓		レニン	血圧（上昇）（RAA系）
		エリスロポエチン	骨髄における（赤血球）の成熟促進
精巣		テストステロン	男性二次性徴の発現、（精子）形成促進、 蛋白同化作用
卵巣		（エストロゲン）（卵胞ホルモン）	子宮内膜の（肥厚）、乳腺発育促進、 抗動脈硬化作用
		（プロゲステロン）（黄体ホルモン）	子宮内膜の（分泌）促進、 乳腺発育促進、基礎体温上昇
胎盤		（ヒト絨毛性ゴナドトロピン） （hCG）	（妊娠黄体）の形成、（エストロゲン）、 （プロゲステロン）の分泌促進

★レニン－アンギオテンシン－アルドステロン系（RAA系）
　① 細胞外液量の（減少）や、血圧（低下）、（交感）神経刺激などにより、腎臓の傍糸球
　　体細胞からレニンが分泌される。
　② レニンはアンギオテンシノゲンを（アンギオテンシンⅠ）（ATⅠ）に変換する。
　③ ATⅠはアンギオテンシン変換酵素（ACE）により（アンギオテンシンⅡ）（ATⅡ）
　　となる。
　④ ATⅡは、血管（収縮）作用や（アルドステロン）の分泌促進を介して、血圧を（上昇）
　　させる。

8 ▶内分泌 Q&A

Question	Answer

1 インスリンは細胞内の受容体に結合する。

1 ☐ ×：ペプチドホルモンであり、細胞膜の受容体に結合する。

2 アドレナリンは細胞内の受容体に結合する。

2 ☐ ×：カテコールアミンは細胞膜の受容体に結合する。

3 コルチゾールは細胞内の受容体に結合する。

3 ☐ ○：ステロイドホルモンであり、細胞膜を通過できる。

4 テストステロンは細胞膜の受容体に結合する。

4 ☐ ×：ステロイドホルモンであり、細胞膜を通過して細胞内の受容体に結合する。

5 サイロキシンは細胞内の受容体に結合する。

5 ☐ ○

6 エストラジオールは細胞内のセカンドメッセンジャーを介して作用を発揮する。

6 ☐ ×：細胞内の受容体に結合するため、セカンドメッセンジャーは介さない。

7 カテコールアミンは細胞内のセカンドメッセンジャーを介して作用を発揮する。

7 ☐ ○

8 アルドステロンは神経末端から分泌される。

8 ☐ ×：副腎皮質から分泌される。

9 オキシトシンは神経末端から分泌される。

9 ☐ ○：神経内分泌を行う。

10 バソプレッシンは神経分泌されるホルモンである。

10 ☐ ○

11 出産時の子宮収縮にはエストロゲンが関与する。

11 ☐ ×：エストロゲン → オキシトシン

12 エストロゲンは子宮内膜増殖作用を持つ。

12 ☐ ○

13 コルチゾールは下垂体前葉ホルモンによる調節を受ける。

13 ☐ ○：ACTHにより分泌が促進される。

14 ACTHは副腎髄質からのコルチゾールの分泌を促進する。

14 ☐ ×：副腎髄質 → 副腎皮質

15 テストステロンは下垂体前葉ホルモンによる調節を受けない。

15 ☐ ×：ゴナドトロピンにより分泌が促進される。

16 カテコールアミンは下垂体前葉ホルモンによる調節を受ける。

16 ☐ ×：副腎髄質ホルモンであり、交感神経による調節を受ける。

17 アドレナリンは交感神経興奮により分泌が促進される。

17 ☐○

18 血圧上昇作用はアドレナリンよりもノルアドレナリンの方が強い。

18 ☐○：アドレナリンは気管支拡張、血糖上昇、心機能亢進作用が強い。

19 心房性ナトリウム利尿ペプチドは集合管における水の再吸収を促進する。

19 ☐×：心房性ナトリウム利尿ペプチド → バソプレッシン

20 ANPは血管拡張作用や利尿作用を持つ。

20 ☐○

21 成長ホルモンは骨端での軟骨形成を促進する。

21 ☐○：その他、血糖上昇、タンパク合成作用を持つ。

22 プロゲステロンは乳汁産生・分泌を促進する。

22 ☐×：プロゲステロン → プロラクチン

23 プロラクチンは排卵抑制作用を持つ。

23 ☐○

24 カルシトニンは血漿カルシウム濃度を上昇させる。

24 ☐×：上昇 → 低下

25 カルシトニンは骨吸収促進作用を持つ。

25 ☐×：骨吸収 → 骨形成

26 エストロゲンは赤血球生成を促進する。

26 ☐×：エストロゲン → エリスロポエチン

27 アルドステロンは血中グルコース濃度により分泌が調節される。

27 ☐×：グルコース濃度とは関係ない。RAA系で分泌が調節される。

28 アルドステロンは遠位尿細管でのNa^+の再吸収を促進する。

28 ☐○：その他、K^+の分泌を促進する。

29 グルカゴンは血中グルコース濃度の上昇により分泌が促進される。

29 ☐×：上昇 → 低下

30 グルカゴンは血糖値を低下させる。

30 ☐×：低下 → 上昇

31 パラソルモンは血中ナトリウム濃度の低下により分泌が促進される。

31 ☐×：ナトリウム → カルシウム

32 セクレチンは主に膵臓に作用する。

32 ☐○：重炭酸の分泌を促進する。

33 コレシストキニンは主に胃に作用する。

33 ☐×：胃 → 胆嚢。胆嚢収縮作用を持つ。

34 ガストリンの主な作用部位は肝臓である。

34 ☐×：肝臓 → 胃　胃酸分泌促進作用を持つ。

35 エリスロポエチンは腎臓に作用する。

35 ☐×：腎臓から分泌される。

9 ▶生殖と成長

□ 精巣には、アンドロゲン（＝男性ホルモン）の一種である（テストステロン）を分泌する（ライディッヒ）細胞と精子形成を支持する（セルトリ）細胞が存在する。

□ 勃起は（副交感）神経の興奮により、射精は（交感）神経の興奮で起こる。

□ 腟内に放出された精子の寿命はおよそ（2日）である。

□ 月経から次の月経までの期間を（月経）周期といい、成熟した女性では約（28）日である。

□ 月経周期のうち卵巣での周期的変化を（卵巣）周期といい、（卵胞）期→（排卵）期→（黄体）期の順に進行する。

□ 月経周期のなかで子宮内膜は（増殖）期→（分泌）期→（月経）期の順に周期的に変化する。

表 2-13：卵巣周期

卵胞期	卵巣の（原始）卵胞のいくつかが下垂体からの（卵胞刺激ホルモン）（FSH）の作用により（発育）し、このうち1つが成熟して（グラーフ）卵胞となり、（エストロゲン）を分泌する。
排卵期	エストロゲンの血中濃度は（排卵直前）にピークとなり、下垂体からの（黄体形成ホルモン）（LH）とFSHの分泌を刺激する。これによりグラーフ卵胞が破れて（卵子）が卵巣から腹腔内に排出される。→（排卵） 排卵された卵子は、卵管采より（卵管）に入り（子宮）に運ばれる。
黄体期	排卵後の卵胞は（黄体）となり、（エストロゲン）と（プロゲステロン）を分泌する。黄体の寿命は（14±2）日であり、次の月経が始まる4日ほど前から（退化）し、（白体）となる。妊娠が成立すると黄体は（存続）し、（月経）は起こらない。

表 2-14：子宮内膜周期

増殖期	月経後、卵胞が分泌する（エストロゲン）の作用により、子宮内膜は残存した基底層から急速に（増殖）する。
分泌期	排卵後、黄体から分泌される（プロゲステロン）の作用により子宮内膜の（分泌）が盛んになり、受精卵の（着床）に備える。また、プロゲステロンは（基礎体温）を上昇させるため、（高温期）となる。
月経期	（黄体）の退化に伴いエストロゲン、プロゲステロンが（減少）するため、子宮内膜の表層が（剥離）し、血液とともに腟から（排出）される。→（月経）

□ 受精は（卵管膨大部）で起こり、受精卵は直ちに（分裂）を開始する。

□ 受精後約（1週間）で子宮内膜に到達し（着床）し、（胎盤）が形成される。

□ 胎盤は（ヒト絨毛性ゴナドトロピン）（hCG）を分泌し、これが（黄体）を刺激して（妊娠黄体）として存続させる。

□ hCGは妊娠（初期）に（一過性）に分泌が増加するため、この時期に尿中のhCGを調べることで（妊娠）の有無を検査できる。
→（妊娠）反応

□ 妊娠黄体は（エストロゲン）、（プロゲステロン）を分泌するが16週程で退化する。その後、（胎盤）からこれらのホルモンが分泌され、妊娠が（維持）される。

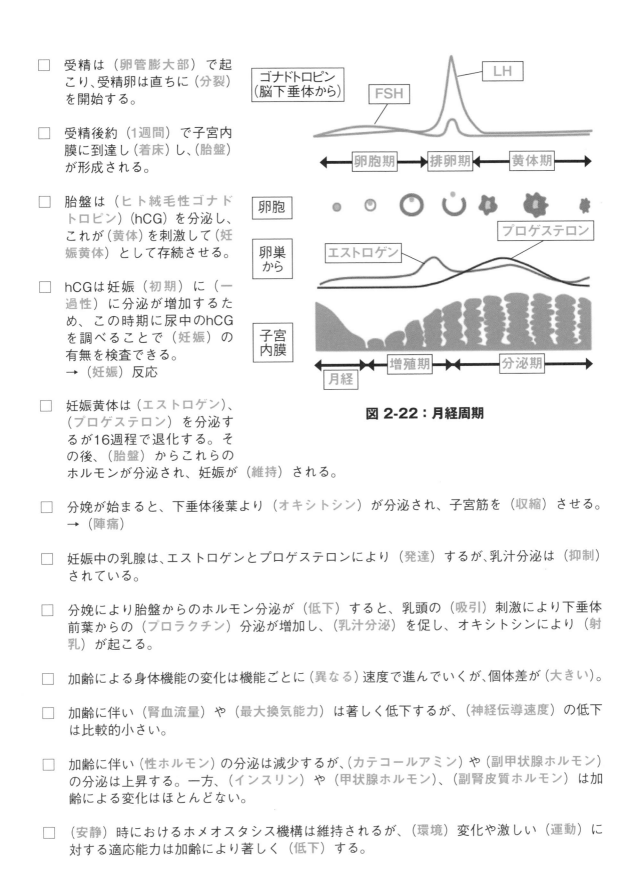

図 2-22：月経周期

□ 分娩が始まると、下垂体後葉より（オキシトシン）が分泌され、子宮筋を（収縮）させる。
→（陣痛）

□ 妊娠中の乳腺は、エストロゲンとプロゲステロンにより（発達）するが、乳汁分泌は（抑制）されている。

□ 分娩により胎盤からのホルモン分泌が（低下）すると、乳頭の（吸引）刺激により下垂体前葉からの（プロラクチン）分泌が増加し、（乳汁分泌）を促し、オキシトシンにより（射乳）が起こる。

□ 加齢による身体機能の変化は機能ごとに（異なる）速度で進んでいくが、個体差が（大きい）。

□ 加齢に伴い（腎血流量）や（最大換気能力）は著しく低下するが、（神経伝導速度）の低下は比較的小さい。

□ 加齢に伴い（性ホルモン）の分泌は減少するが、（カテコールアミン）や（副甲状腺ホルモン）の分泌は上昇する。一方、（インスリン）や（甲状腺ホルモン）、（副腎皮質ホルモン）は加齢による変化はほとんどない。

□ （安静）時におけるホメオスタシス機構は維持されるが、（環境）変化や激しい（運動）に対する適応能力は加齢により著しく（低下）する。

9 ▶生殖と成長 Q&A

Question	Answer
1 プロゲステロンはアンドロゲンの一種である。	**1** □ ×：プロゲステロンは女性ホルモン
2 テストステロンはアンドロゲンの一種である。	**2** □ ○：アンドロゲン（男性ホルモン）
3 ゴナドトロピンの分泌は思春期に増加する。	**3** □ ○：ゴナドトロピン（性腺刺激ホルモン）により、性ホルモンの分泌が促進される。
4 ライディッヒ細胞は精子形成を支持し、栄養を供給する。	**4** □ ×：ライディッヒ細胞 → セルトリ細胞
5 セルトリ細胞は、テストステロンを分泌する。	**5** □ ×：セルトリ細胞 → ライディッヒ細胞
6 精子は成熟すると、運動能、受精能を獲得する。	**6** □ ×：受精能は女性生殖器内で獲得する。
7 副交感神経刺激は陰茎の動脈を拡張する。	**7** □ ○：陰茎海綿洞の血管を拡張して勃起を起こす。
8 交感神経刺激により勃起が起こり、副交感神経刺激で射精が起こる。	**8** □ ×：副交感神経が勃起、交感神経が射精を促進する。
9 アドレナリンは勃起を引き起こす。	**9** □ ×：アドレナリン → アセチルコリン
10 膣内に放出された精子の寿命はおよそ2日である。	**10** □ ○
11 卵巣で起こる周期的な変化を月経周期という。	**11** □ ×：月経周期 → 卵巣周期
12 子宮周期は、卵胞期 → 排卵期 → 黄体期の順に変化する。	**12** □ ×：子宮周期 → 卵巣周期
13 黄体期は、子宮内膜の増殖期に相当する。	**13** □ ×：増殖期 → 分泌期
14 排卵により、卵巣内の原始卵胞数は減少する。	**14** □ ○
15 思春期になると、卵巣内の原始卵胞数が増加する。	**15** □ ×：原始卵胞は増加することはない。
16 卵胞刺激ホルモンの作用により、原始卵胞が発育する。	**16** □ ○
17 成熟した卵胞を黄体という。	**17** □ ×：黄体 → グラーフ卵胞

18 成熟卵胞から、卵胞刺激ホルモンが分泌される。	18 □ ×：卵胞刺激ホルモン → エストロゲン	
19 排卵直後、エストロゲンの分泌がピークとなる。	19 □ ×：排卵直後 → 排卵直前	
20 FSH、LHが一過性に増加して、月経が起こる。	20 □ ×：月経 → 排卵	
21 排卵後の卵胞をグラーフ卵胞という。	21 □ ×：グラーフ卵胞 → 黄体	
22 プロゲステロンは排卵誘発作用を持つ。	22 □ ×：プロゲステロン→ 黄体形成ホルモン	
23 受精は子宮で起こる。	23 □ ×：子宮 → 卵管膨大部	
24 受精卵は、受精後約1週間で着床する。	24 □ ○	
25 受精卵は子宮内膜に着床後、卵割（細胞分裂）を開始する。	25 □ ×：受精直後から卵割が開始する。	
26 着床は増殖期に起こる。	26 □ ×：増殖期 → 分泌期	
27 妊娠中にはプロゲステロンの分泌が抑制される。	27 □ ×：妊娠中、プロゲステロンは分泌され続け、妊娠を維持する。	
28 妊娠中、黄体形成ホルモンの分泌は抑制される。	28 □ ○	
29 妊娠中、エストロゲンは分泌され続ける。	29 □ ○：その他、妊娠中、プロラクチンの分泌が促進される。	
30 腎血流量は加齢により低下する。	30 □ ○	
31 最大換気能力は加齢による変化はみられない。	31 □ ×：加齢により低下する。	
32 副甲状腺ホルモン分泌は加齢により低下する。	32 □ ×：低下 → 上昇	
33 生理的老化では、各機能は同じ速度で低下する。	33 □ ×：異なる速度で低下する。	
34 生理的老化では個体差はほとんどみられない。	34 □ ×：個体差が大きい。	
35 生理的老化では安静時の機能低下が著しい。	35 □ ×：安静時におけるホメオスタシス機構は比較的よく保たれる。	
36 生理的老化では、環境変化に対する適応能力が著しく低下する。	36 □ ○	
37 加齢に伴い重心動揺が増加する。	37 □ ○	

10 ▶神経

□ 神経細胞の細胞体で発生した（活動電位）は、軸索によって神経終末まで（伝導）され、（シナプス）を介して次の神経細胞に（伝達）される。

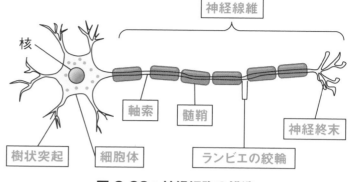

図 2-23：神経細胞の構造

□ 静止膜電位は、通常細胞外に対して（負）の電位を示す。

□ 細胞に興奮が生じると細胞内に（Na⁺）が流入して細胞膜電位が（上昇）し（**脱分極**）、その後（K⁺）の流出が生じる（**再分極**）。膜電位が静止膜電位以下になる（過分極）の後、静止膜電位に戻る。

□ 脱分極が生じ、膜電位が（閾電位）を超えると活動電位が発生する。この時に必要な最小限の刺激を（閾刺激）という。

□ 閾刺激以下の大きさ（＝閾下刺激）では活動電位は発生せず、閾刺激以上の大きな刺激（＝閾上刺激）を加えても活動電位の（大きさ）は変わらないことを（全か無かの法則）という。

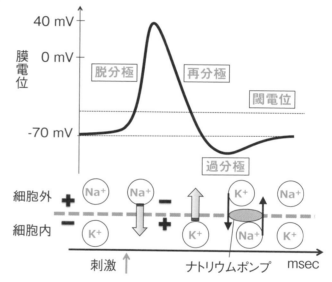

図 2-24：活動電位

□ 活動電位発生後の一定時間、反応（＝刺激に対する活動電位の発生）が低下する時間を（不応期）という。このうち、刺激を与えても全く活動電位が発生しない時期を（絶対不応期）といい、閾上刺激であれば反応がみられる時期を（相対不応期）という。

□ 神経の軸索上を活動電位が伝播していくことを（興奮伝導）という。

表 2-15：興奮伝導の三原則

（両側性）伝導	軸索に発生した興奮（活動電位）は両方向に伝導する。
（絶縁性）伝導	軸索の興奮は隣接する軸索に伝播することはない。
（不減衰）伝導	軸索の直径が一定であれば、興奮が小さくなることはない。

□ （髄鞘）は電気的絶縁性が高く、有髄線維では（跳躍伝導）が起こり、無髄線維より興奮伝導速度は（大きく）なる。

□ 興奮伝導速度は神経線維の（直径）に比例し、直径が大きいほど（速く）、小さいほど（遅く）なる（図 2-25）。

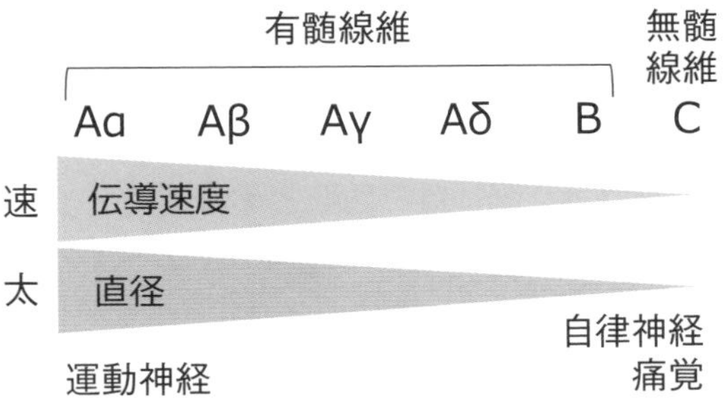

□ （感覚）神経はその機能によりⅠ～Ⅳ群に分類される（表 2-16）。

□ 神経終末が他の神経細胞や器官と接合する部位を（シナプス）といい、（神経伝達物質）を介した化学的な情報伝達が行われる。

□ 神経終末には神経伝達物質を含む（シナプス小胞）が存在し、活動電位が神経終末まで伝導されると（神経伝達物質）が放出され、シナプス後膜に存在する（受容体）に結合する。

□ 神経伝達物質には、興奮性の（グルタミン酸）や抑制性の（GABA）（ガンマアミノ酪酸）や（グリシン）などがある。

□ シナプスに一過性の刺激を与えることで、その後一定期間シナプスの伝達効率が変化することをシナプスの（可塑性）という。

□ シナプス刺激後の伝達効率が持続的に増加する現象を（長期増強）（LTP）といい、（記憶）の形成に関与する。

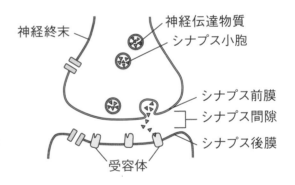

有髄線維 ── 無髄線維

Aα Aβ Aγ Aδ B C

速 伝導速度 遅

太 直径 細

運動神経 自律神経 痛覚

図 2-25：神経線維の直径と伝達速度

表 2-16：感覚神経の分類（数字式分類）

種類	機能	直径	対応
Ⅰa群	筋紡錘	13 μm	Aα
Ⅰb群	ゴルジ腱器官		
Ⅱ群	筋紡錘、触・圧覚	9 μm	Aβ
Ⅲ群	痛覚（即時痛）・温冷覚	3 μm	Aδ
Ⅳ群	痛覚（遅延痛）	1 μm	C

神経終末 ── 神経伝達物質 ── シナプス小胞 ── シナプス前膜 ── シナプス間隙 ── シナプス後膜 ── 受容体

図 2-26：シナプスの構造

表 2-17：シナプス伝達の性質

（一方向性）伝達	シナプス伝達はシナプス前膜からシナプス後膜への一方向性である。
シナプス（遅延）	シナプス前膜が興奮してから、シナプス後膜が興奮するまでに時間がかかる。［約（0.2）m秒］
（易疲労）性	シナプス前膜の連続刺激により神経伝達物質が枯渇するため、シナプス伝達が行われなくなる。

□ 末梢神経系は解剖学的に（脳神経）と（脊髄神経）に分類され、機能的には運動や感覚機能を司る（体性）神経系と内臓機能を司る（自律）神経系に分類される。

□ 脳神経は左右（12）対あり、以下のような機能を持つ（表 2-18）。

表 2-18：脳神経の種類とその機能

番号：脳神経	主な機能	番号：脳神経	主な機能
Ⅰ：嗅神経	嗅覚	Ⅶ：顔面神経	顔面運動、唾液・涙液分泌、味覚
Ⅱ：視神経	視覚	Ⅷ：内耳神経	聴覚、平衡感覚
Ⅲ：動眼神経	眼球運動、縮瞳	Ⅸ：舌咽神経	嚥下、唾液分泌、味覚
Ⅳ：滑車神経	眼球運動	Ⅹ：迷走神経	内臓感覚、内臓運動
Ⅴ：三叉神経	咀嚼運動、顔面感覚	Ⅺ：副神経	頸部の運動
Ⅵ：外転神経	眼球運動	Ⅻ：舌下神経	舌運動

□ 脊髄神経は左右（31）対あり、（頸）神経8対、（胸）神経12対、（腰）神経5対、（仙骨）神経5対、（尾骨）神経1対からなる。

□ 脊髄に入る求心性線維は（後根）を通り、脊髄からでる遠心性線維は（前根）を通る。

□ 中枢神経系は（脳）と（脊髄）から構成され、（反射）機能、感覚や運動系の（統合）、（自律）神経系の統合、（情動）、（高次）神経機能などを司る。

□ 脊髄には多くの（反射）中枢があり、脊髄反射には体性神経が関与する（運動）反射や自律神経が関与する（自律神経）反射がある（12. 運動 参照）。

□ 脊髄内の伝導路には（感覚）情報を伝える上行路と（運動）の情報を伝える下行路がある。

□ 脊髄の上行路には、皮膚の温痛覚や触覚の一部を伝える（脊髄視床路）と深部感覚や触覚の一部を伝える（後索路）、運動や姿勢維持に関与する（脊髄小脳路）がある。

□ 脊髄の下行路には、随意運動を司る（皮質）脊髄路（＝錐体路）と随意運動の調節に関わる（視蓋）脊髄路、（前庭）脊髄路、（網様体）脊髄路、（赤核）脊髄路などの錐体外路がある。

□ 延髄には（心臓）中枢や（呼吸）中枢、血管運動中枢、（嚥下）中枢、咳中枢、嘔吐中枢など生命維持に不可欠な中枢が局在する。

□ 橋には（排尿）の上位中枢が存在し、中脳には（姿勢）反射や（眼球）運動、（対光）反射の中枢が存在する。

□ 対光反射とは、網膜に光が当たると（縮瞳）し、光が遮断されると（散瞳）する反応である。光刺激が網膜の（視細胞）に受容されると、視神経が興奮し、中脳の（エルディンガー・ウェストファール）核に伝達される。ここから出る（動眼）神経が毛様体神経節を経て瞳孔括約筋を（収縮）させ、縮瞳を起こす。

□ 視床下部は、（自律神経系）の統合中枢、（内分泌）の調節、（体温調節）中枢、摂食・飲水・性行動など（本能行動）の調節など役割を持つ。

□ 大脳辺縁系は、本能行動や（情動）行動、（記憶）、運動機能に関与する。

□ （大脳辺縁系）の一部である海馬は（記憶）に関与する。

□ 大脳皮質は機能ごとに領域化されており、運動野は（前頭葉）、体性感覚野は（頭頂葉）、聴覚野は（側頭葉）、視覚野は（後頭葉）に局在する。

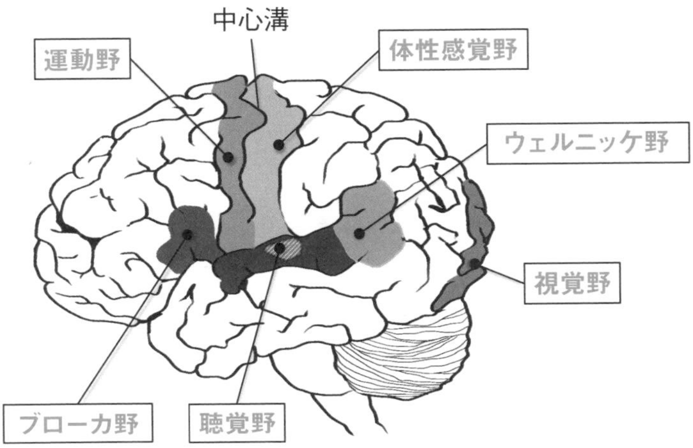

図 2-27：大脳皮質の機能局在位

□ 運動野や感覚野（体性感覚野、聴覚野、視覚野、味覚野）以外の大脳皮質の領域を（連合）野といい、情報の（統合）や認識、（判断）、（意志）の決定に関与する。

□ 前頭連合野には（ブローカ）野、側頭連合野には（ウェルニッケ）野などの言語野が局在する。

□ 脳波は大脳皮質神経細胞の（自発）的な電気活動を記録したもので、（周波数）によって4つに分類される。

□ α波は健常成人で（安静閉眼覚醒）時にみられる基礎律動で、開眼により（抑制）される（α波阻止）。一方、β波は（精神活動）時にみられる速波で、δ波やθ波などの徐波は（睡眠）時にみられる。

□ 睡眠は4つの睡眠深度からなる（ノンレム）睡眠と急速な眼球運動（**R**apid **E**ye **M**ovement）を伴う（レム）睡眠に分けられる。

□ レム睡眠時には（骨格筋）の活動は完全に消失しているが、（脳波）は覚醒時と近く、（夢）を見ていることが多い。

□ 自律神経は（交感）神経と（副交感）神経から構成され、（節前）線維と（節後）線維により、末梢の（効果器）に情報を伝える（図2-28）。

□ 一般に交感神経は内臓平滑筋の（弛緩）、括約筋の（収縮）、血管平滑筋の（収縮）、心機能の（亢進）に関与し、副交感神経は内臓平滑筋の（収縮）、括約筋の（弛緩）、心機能の（抑制）、腺分泌の（亢進）に関与する。

□ 自律神経の節前線維終末からは（アセチルコリン）が分泌され、交感神経の節後線維終末からは（ノルアドレナリン）が、副交感神経節後線維終末からは（アセチルコリン）が分泌される。

□　自律神経節後線維には（ニコチン）性アセチルコリン受容体が存在し、分泌腺や平滑筋などの効果器には（ムスカリン）性アセチルコリン受容体が存在する。

□　アドレナリン、ノルアドレナリンは（α）受容体、（β）受容体に結合する。

□　α受容体は全身の血管（収縮）や消化管括約筋の（収縮）などに関与し、β受容体は心拍数（増加）、心筋収縮力（増強）、脂肪分解の（促進）、骨格筋の血管（拡張）、気管支（拡張）、消化管平滑筋の（弛緩）などに関与する。

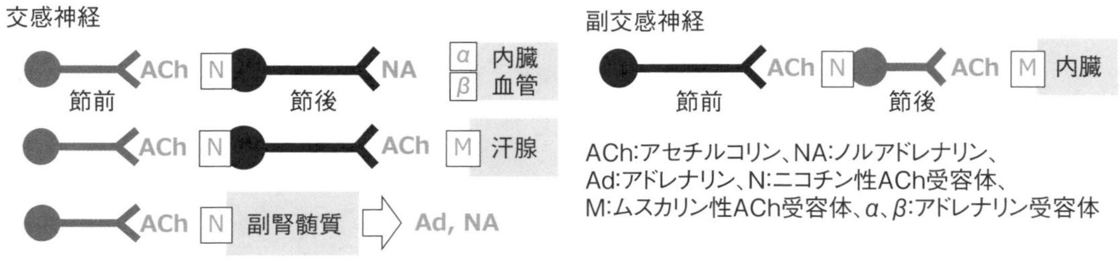

交感神経

ACh [N] NA [α/β] 内臓血管
節前　　　節後

ACh [N] ACh [M] 汗腺
節前　　　節後

ACh [N] 副腎髄質 ⇒ Ad, NA

副交感神経

ACh [N] ACh [M] 内臓
節前　　　節後

ACh:アセチルコリン、NA:ノルアドレナリン、
Ad:アドレナリン、N:ニコチン性ACh受容体、
M:ムスカリン性ACh受容体、α、β:アドレナリン受容体

図 2-28：自律神経と神経伝達物質

□　瞳孔（散大）筋、副腎（髄質）、立毛筋、（汗腺）、大部分の血管は交感神経のみの支配を受け、瞳孔（括約）筋は副交感神経のみの支配を受ける。

表 2-19：自律神経の作用

交感神経		効果器	副交感神経	
受容体	作用		作用	受容体
α_1	（散瞳）	瞳孔	（縮瞳）	M_3
α_1	（粘液）性の分泌	唾液腺	（漿液）性の分泌	M_3
β_2	（拡張）	気道	（収縮）	M_3
（β_1）	心拍数（↑）収縮力（↑）	心臓	心拍数（↓）収縮力（↓）	M_2
（α_1）	（収縮）	血管	（ほとんど作用しない）	M_3
α_1、α_2、β_2	運動・分泌（↓）	消化管	運動・分泌（↑）	M_3
β_2	グリコーゲン（分解）	代謝	グリコーゲン（合成）	
α_1、β_2	（蓄尿）促進	膀胱	（排尿）促進	M_3

10 ▶神経 Q&A

Question	Answer
1 活動電位発生時の脱分極には、主に塩素イオンの流入が関与する。	**1** □ ×：塩素イオン → ナトリウムイオン
2 活動電位は隣接する神経線維に伝わらない。	**2** □ ○：絶縁性伝導
3 有髄線維は無髄線維よりも興奮伝導速度が遅い。	**3** □ ×：遅い → 速い
4 活動電位の大きさは伝導に伴い減衰していく。	**4** □ ×：減衰しない（不減衰伝導）。
5 無髄線維では跳躍伝導がみられる。	**5** □ ×：無髄線維 → 有髄線維
6 シナプス伝達は両方向性伝達である。	**6** □ ×：両方向性 → 一方向性
7 シナプス伝達では0.3～1m秒の時間的遅れがみられる。	**7** □ ○：シナプス遅延
8 シナプス伝達では化学物質によって、そのシナプスの興奮性が決定される。	**8** □ ○
9 シナプス伝達は疲労しにくい。	**9** □ ×：神経伝達物質が枯渇するため、疲労しやすい。
10 シナプス後膜では脱分極のみがみられる。	**10** □ ×：抑制性の伝達物質により過分極が生じる。
11 シナプス伝達は薬物の影響を受ける。	**11** □ ○
12 シナプス伝達では伝達効率は変化しない。	**12** □ ×：変化する（可塑性）。
13 シナプスの可塑性の例としてシナプス遅延がある。	**13** □ ×：長期増強、長期抑制などがある。
14 グルタミン酸は抑制性神経伝達物質の一つである。	**14** □ ×：抑制性 → 興奮性
15 GABAは抑制性神経伝達物質である。	**15** □ ○
16 グリシンは興奮性神経伝達物質である。	**16** □ ×：興奮性 → 抑制性
17 アセチルコリンは抑制性のみに働く。	**17** □ ×：受容体の種類によって興奮性にも働く。
18 ゴルジ腱器官からはII群求心性線維が出る。	**18** □ ×：II → Ib

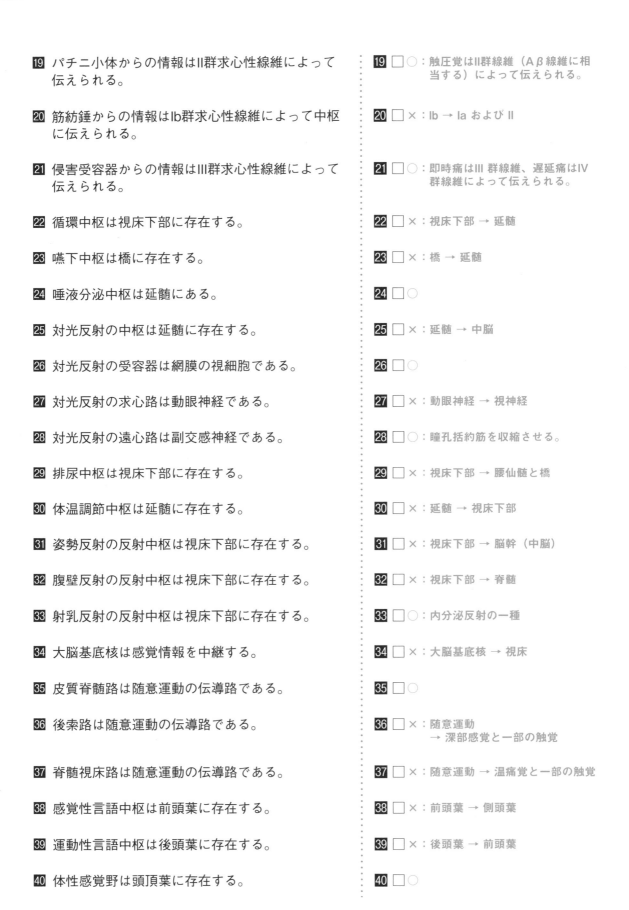

19 パチニ小体からの情報はⅡ群求心性線維によって伝えられる。

20 筋紡錘からの情報はⅠb群求心性線維によって中枢に伝えられる。

21 侵害受容器からの情報はⅢ群求心性線維によって伝えられる。

22 循環中枢は視床下部に存在する。

23 嚥下中枢は橋に存在する。

24 唾液分泌中枢は延髄にある。

25 対光反射の中枢は延髄に存在する。

26 対光反射の受容器は網膜の視細胞である。

27 対光反射の求心路は動眼神経である。

28 対光反射の遠心路は副交感神経である。

29 排尿中枢は視床下部に存在する。

30 体温調節中枢は延髄に存在する。

31 姿勢反射の反射中枢は視床下部に存在する。

32 腹壁反射の反射中枢は視床下部に存在する。

33 射乳反射の反射中枢は視床下部に存在する。

34 大脳基底核は感覚情報を中継する。

35 皮質脊髄路は随意運動の伝導路である。

36 後索路は随意運動の伝導路である。

37 脊髄視床路は随意運動の伝導路である。

38 感覚性言語中枢は前頭葉に存在する。

39 運動性言語中枢は後頭葉に存在する。

40 体性感覚野は頭頂葉に存在する。

19 □○：触圧覚はⅡ群線維（Aβ線維に相当する）によって伝えられる。

20 □×：Ⅰb → Ⅰa およびⅡ

21 □○：即時痛はⅢ群線維、遅延痛はⅣ群線維によって伝えられる。

22 □×：視床下部 → 延髄

23 □×：橋 → 延髄

24 □○

25 □×：延髄 → 中脳

26 □○

27 □×：動眼神経 → 視神経

28 □○：瞳孔括約筋を収縮させる。

29 □×：視床下部 → 腰仙髄と橋

30 □×：延髄 → 視床下部

31 □×：視床下部 → 脳幹（中脳）

32 □×：視床下部 → 脊髄

33 □○：内分泌反射の一種

34 □×：大脳基底核 → 視床

35 □○

36 □×：随意運動 → 深部感覚と一部の触覚

37 □×：随意運動 → 温痛覚と一部の触覚

38 □×：前頭葉 → 側頭葉

39 □×：後頭葉 → 前頭葉

40 □○

41 大脳皮質連合野の機能として情報の統合がある。	41 ☐○
42 大脳皮質連合野は本能行動の発現に関与する。	42 ☐×：本能行動の発現には大脳辺縁系や視床下部が関与する。
43 大脳皮質連合野は意志の決定に関わる。	43 ☐○
44 一次運動野は頭頂葉に局在する。	44 ☐×：頭頂葉 → 前頭葉（中心前回）
45 ブローカ野は後頭葉に局在する。	45 ☐×：後頭葉 → 前頭葉　運動性言語中枢である。
46 ウェルニッケ野は側頭葉に局在する。	46 ☐○：感覚性言語中枢である。
47 海馬は記憶の形成に関与する。	47 ☐○
48 α波は安静覚醒閉眼時に現れる。	48 ☐○
49 β波はα波より周波数が低い。	49 ☐×：α波8〜13Hz、β波14〜30Hz、δ波0.5〜3Hz、θ波4〜7Hz
50 精神活動時にα波がみられる。	50 ☐×：α波 → β波
51 ノンレム睡眠時に急速眼球運動がみられる。	51 ☐×：ノンレム睡眠 → レム睡眠
52 副交感神経の興奮により心拍数が増加する。	52 ☐×：増加 → 減少
53 副交感神経の興奮により唾液の分泌が亢進する。	53 ☐○：漿液性の唾液分泌が促進される。
54 副交感神経の興奮により幽門括約筋が収縮する。	54 ☐×：収縮 → 弛緩
55 皮膚血管の収縮にはβ受容体が関与する。	55 ☐×：β → α（$α_1$受容体）
56 心拍数の増加にはα受容体が関与する。	56 ☐×：α → β（$β_1$受容体）
57 立毛筋の弛緩にはα受容体が関与する。	57 ☐×：弛緩 → 収縮　交感神経の興奮により立毛筋は収縮する。
58 膀胱排尿筋の弛緩にはα受容体が関与する。	58 ☐×：α → β
59 交感神経節前線維からの刺激はβ受容体に受容される。	59 ☐×：自律神経の神経節ではアセチルコリンが放出され、ニコチン受容体に受容される。
60 交感神経節後線維からの刺激はα受容体に受容される。	60 ☐○：交感神経節後線維からはノルアドレナリンが放出され、αまたはβ受容体に受容される。
61 副交感神経節後線維からの刺激はムスカリン受容体に受容される。	61 ☐○：副交感神経節後線維からはアセチルコリンが放出される。

11 ▶筋肉

☐ 筋組織は形態学的、生理学的に（骨格筋）、（平滑筋）、（心筋）に分けられる（表2-20）。

表 2-20：筋の種類と特徴

	骨格筋	心筋	平滑筋
筋線維	（横紋）筋	（横紋）筋	（平滑）筋
支配神経	（運動）神経	（自律）神経	（自律）神経
随意・不随意	（随意筋）	（不随意筋）	（不随意筋）
細胞	（多核）細胞	（単核）細胞	（単核）細胞
収縮	（強縮）が多い	（単収縮）のみ	ほとんど（強縮）
疲労	（疲労しやすい）	（疲労しにくい）	（疲労しにくい）
絶対不応期	（1〜2）m秒	（200〜300）m秒	（50〜100）m秒

☐ 意識的に動かすことができる筋肉を（随意筋）、意識的に動かすことができない筋肉を（不随意筋）という。

☐ 顕微鏡で見ると筋線維に横に走る細かい縞模様を持つ筋肉を（横紋筋）という。

☐ 骨格筋の筋線維は（遅筋）（TypeⅠ）と（速筋）（TypeⅡB）、さらにこれらの中間の性質をもつ（中間筋）（TypeⅡA）に分類される（表2-21）。

表 2-21：骨格筋の種類と特徴

	Ⅰ（遅筋）	ⅡA（中間筋）	ⅡB（速筋）
収縮速度	遅い	速い	速い
疲労	遅い	中等度	速い
筋線維の太さ	細い	中等度	太い
色	赤い	赤い	白い
グリコーゲン	少ない	多い	多い
ミオグロビン	多い	多い	少ない
ミトコンドリア	多い	多い	少ない

- 遅筋はミオグロビンが多いため（赤筋）と呼ばれ、速筋はミオグロビンが少ないため（白筋）と呼ばれる。

- ミオグロビンは筋肉中に存在する（赤色）の色素タンパクで、（酸素）を結合して代謝に必要な時まで（貯蔵）する。

- 骨格筋は（筋線維束）が集合したもので、これは（筋線維）（＝筋細胞）が集合したものである。

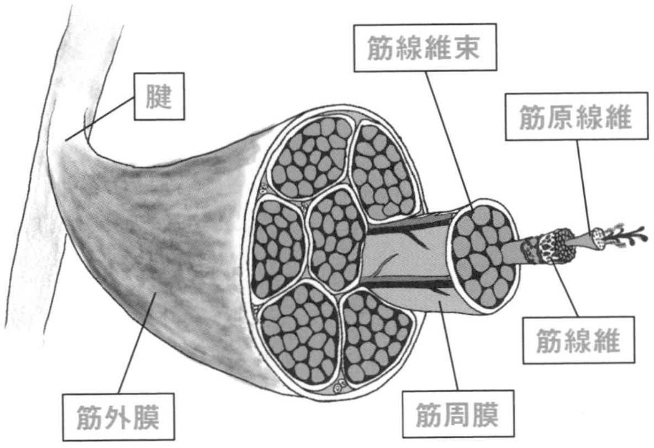

図 2-29：骨格筋の構造

- 筋線維は（筋鞘）とよばれる細胞膜で覆われており、陥凹して（横行小管）（＝T管）となる。

- 筋細胞の内部には多数の（筋原線維）が存在し、個々の筋原線維は（筋小胞体）で覆われている。

- 筋原線維には細い（アクチン）フィラメントと太い（ミオシン）フィラメントが含まれる。

- アクチンフィラメントは多数の球状の（Gアクチン）と（トロポニン）複合体、（トロポミオシン）から構成される。

- 筋原線維では筋フィラメントが（規則的）に配列し、（暗帯）（＝A帯）と（明帯）（＝I帯）の繰り返しからなる（横紋）構造がみられる。

- A帯の中央には（H帯）があり、I帯の中央には（Z帯）がある。

- Z帯とZ帯の間を（筋節）（＝サルコメア）といい、筋収縮の（機能的単位）である。

- 筋収縮時には（A帯）の長さは変わらず、（I帯）が短くなる。

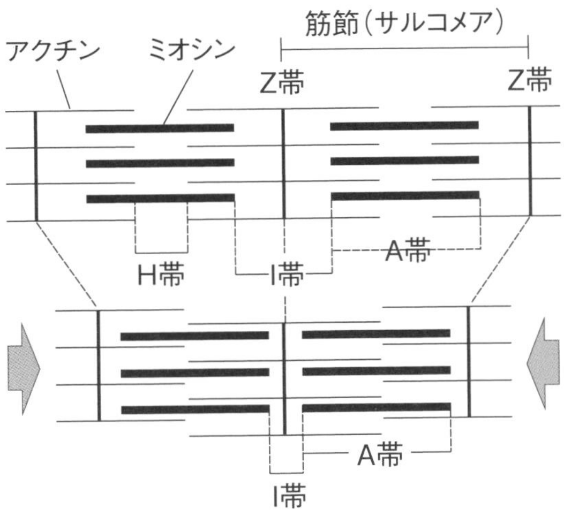

図 2-30：滑走説

- 運動神経と骨格筋の接合部位（シナプス）を（神経筋接合部）といい、シナプス後膜を（終板）という。

- 筋細胞膜に活動電位が発生し、筋収縮が起こる一連の過程を（興奮収縮連関）という。

- 運動神経が興奮すると運動神経終末から（アセチルコリン）が放出され、骨格筋細胞膜の（アセチルコリン）受容体に結合して筋細胞膜（＝終板）の（脱分極）を引き起こす。
  → （終板）電位の発生

□ 終板電位が閾値を超えると、筋細胞膜に（活動電位）が発生し、（T管）により筋細胞内に伝導され、筋小胞体から（Ca^{2+}）が放出される。

□ 放出されたCa^{2+}が（アクチン）フィラメントの（トロポニン）に結合すると、（ミオシン）フィラメントの頭部が（アクチン）フィラメントに結合し、（アクチン）フィラメントが（ミオシン）フィラメントに滑り込んで筋収縮が起こる。→「（フィラメントの滑走説）」。

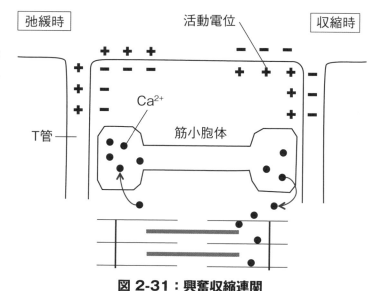

弛緩時 活動電位 収縮時

Ca^{2+}

T管 筋小胞体

図 2-31：興奮収縮連関

□ 運動神経の興奮が消失すると、Ca^{2+}は（ATP）を使って筋小胞体に取り込まれる。

□ 筋の張力が変わらない収縮を（等張性）収縮といい、筋の長さが変わらない収縮を（等尺性）収縮という。

□ 歩行運動は主に（等張性）収縮が関与し、姿勢保持には（等尺性）収縮が関与する。

□ 一回の活動電位が発生したときに生じる一回の収縮・弛緩を（単収縮）という。

□ 単収縮に達する時間よりも短い間隔で2回の刺激を与えたときにより大きな収縮が起こることを収縮の（加重）という。

□ 心筋は（不応期）が長いため収縮の（加重）は起こらない。

□ 反復刺激を与えた時に加重が次々に起こることによって生じる大きな収縮を（強縮）といい、刺激と刺激の間に弛緩がない（完全強縮）と弛緩がある（不完全強縮）がある。

□ 筋収縮のエネルギー源は（ATP）であり、①（ミオシン頭部）への結合や②筋弛緩時での（Ca^{2+}）の筋小胞体への回収、③ミオシン頭部とアクチンとの結合の（解除）に消費される。

□ 筋細胞内では（グリコーゲン）の分解により生じた（グルコース）からATPが産生される。

□ （嫌気）的（＝無酸素）状態では、グルコースが解糖系により（ピルビン酸）に代謝され、このときに（ATP）が産生される。ピルビン酸はさらに（乳酸）に代謝される。

□ 筋運動の増加に伴い（ATP）が減少すると、解糖系が亢進して（乳酸）が蓄積し筋疲労を引き起こす。

11 ▶筋肉 Q&A

Question	Answer
1 心筋と平滑筋は随意筋である。	**1** □ ×：随意筋 → 不随意筋。 自律神経により支配される。
2 心筋の収縮は強縮が多い。	**2** □ ×：心筋の収縮は単収縮のみ。
3 速筋と比べて遅筋ではミトコンドリアは少ない。	**3** □ ×：少ない → 多い
4 速筋は遅筋に比べ疲労しにくい。	**4** □ ×：疲労しやすい。グリコーゲンが枯渇する。
5 ミオグロビン、ミトコンドリアが多いのはⅠ型筋である。	**5** □ ○：遅筋。ミオグロビンが多いため赤い（赤筋）。
6 骨格筋の収縮は筋細胞の過分極によって誘発される。	**6** □ ×：過分極 → 脱分極
7 骨格筋の収縮に先行して活動電位が生じる。	**7** □ ○
8 骨格筋の収縮には、筋小胞体からのカリウムイオンの放出が必要である。	**8** □ ×：カリウム → カルシウム
9 ミオシンフィラメントがアクチンフィラメントの間に滑り込んで筋収縮が起こる。	**9** □ ×：アクチンがミオシンの間に滑り込んで筋収縮が起こる。
10 筋収縮時にはアクチンフィラメントが短縮する。	**10** □ ×：アクチンフィラメント自体は短縮しない。
11 骨格筋の収縮エネルギー源はATPである。	**11** □ ○
12 ナトリウムイオンはアクチンフィラメントとミオシンフィラメントの結合を可能にする。	**12** □ ×：ナトリウム → カルシウム
13 骨格筋収縮時に、Ca^{2+}はミオシン頭部に結合する。	**13** □ ×：ミオシン頭部 → トロポニン
14 筋収縮に必要なイオンはマグネシウムイオンである。	**14** □ ×：マグネシウム → カルシウム
15 姿勢保持は主に等張性収縮が関与する。	**15** □ ×：等張性収縮 → 等尺性収縮
16 筋小胞体からのCa^{2+}放出にはATPが必要である。	**16** □ ×：必要ない。
17 ミオシン頭部の運動にはエネルギーを必要としない。	**17** □ ×：必要である。
18 ミオシン頭部とアクチンの解離にはATPが必要である。	**18** □ ○

12 ▶運動

- [ ] 中枢からの運動の命令は、脊髄や脳幹に起始する（α運動）ニューロンによって骨格筋まで伝えられる。

- [ ] 1つの運動ニューロンは枝分かれして（複数）の筋繊維を支配するが、1つの運動ニューロンとそれにより支配される全ての筋繊維を（運動単位）という。

- [ ] 運動ニューロンと骨格筋の間のシナプスを（神経筋接合部）といい、（興奮）性シナプスの一種である。

- [ ] 骨格筋には筋の伸張を受容する（筋紡錘）が存在し、腱には腱の伸長を受容する（ゴルジ腱器官）（＝腱紡錘）が存在する。

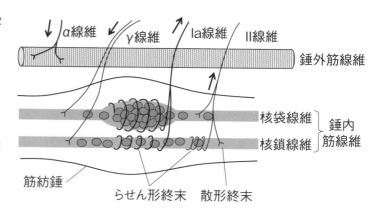

図 2-32：筋紡錘の構造

- [ ] 筋紡錘の内部には（錘内）筋線維があり、（錘外）筋線維と平行に配列する。

- [ ] 錘外筋線維は脊髄前角からの（α運動）ニューロンによって収縮し、錘内筋繊維は（γ運動）ニューロンによって収縮する。

- [ ] 錘内筋線維の中央には（Ⅰa）群求心性線維が（らせん）形終末を形成し、その外側に（Ⅱ）群求心性線維が（散）形終末を形成する。これらの求心性線維は筋（伸張）時に興奮し、筋の（長さ）や（伸張速度）を中枢に伝える役割を持つ。

- [ ] γ運動ニューロンは錘内筋線維の（両端）を収縮させ、求心性線維（Ⅰa、Ⅱ）の感度を（増加）させる。

- [ ] α運動ニューロンとγ運動ニューロンが同時に興奮し、筋紡錘の感度が保たれることを（α-γ連関）という。

- [ ] 骨格筋の反射性運動調節は主に（脊髄）や（脳幹）レベルで行われる。

- [ ] 脊髄レベルでの反射性運動調節（脊髄反射）には（伸長）反射や（屈曲）反射などがある。

- [ ] 伸張反射は、骨格筋が（伸長）するとその筋［＝（同名筋）］が（収縮）する反応で、筋の長さを一定に保つ（フィードバック）機構である。

- [ ] 伸張反射では、筋伸長により（Ⅰa）群求心性線維が興奮し、脊髄内でシナプスを介して（α運動）ニューロンを興奮させ、同名筋を（収縮）させる。

□ 伸張反射はシナプスを1つしか介さない（単シナプス）反射である。

□ 伸張反射の際、Ia群求心性線維は脊髄内で（抑制）性の介在ニューロンを介して、α運動ニューロンを（抑制）し、拮抗筋の収縮が（抑制）される。これを（拮抗抑制）といい、2個以上のシナプスを介する（多シナプス）反射の一種である。

□ 筋収縮に伴い、腱が（伸長）するとゴルジ腱器官からの（Ib）群求心性線維の興奮性が増し、脊髄内で（抑制）性の介在ニューロンを介して同名筋の収縮を（抑制）する（Ib抑制）。

図 2-33：伸張反射

□ 屈曲反射（ひっこめ反射）は皮膚や深部組織に（侵害刺激）が与えられると、同側肢の（屈筋）が反射的に収縮する反応で、その際に対側の肢が（伸展）する反応を（交叉性伸展）反射という。

□ 皮膚や筋からの感覚神経の興奮が、筋の運動を起こす反射を（体性－運動）反射（＝体性－体性反射）といい、内臓求心性線維の興奮が筋の運動を起こす反射を（内臓－運動）反射（＝内臓－体性反射）という。

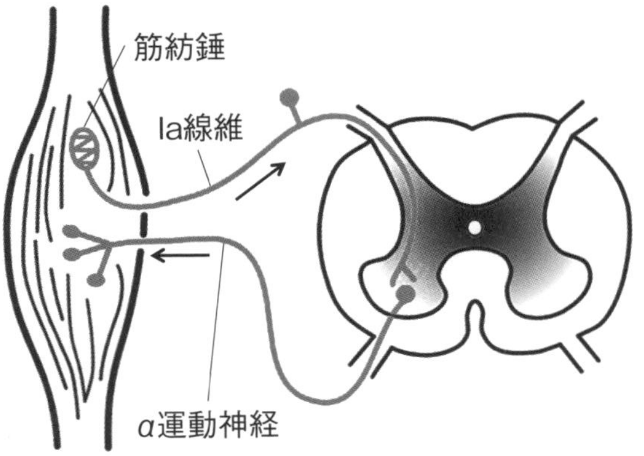

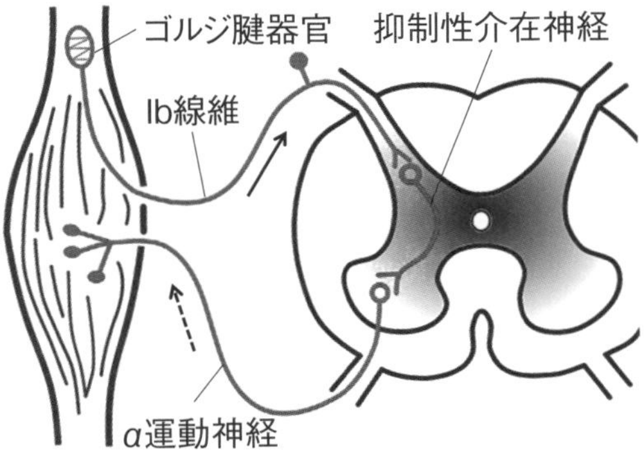

図 2-34：Ib抑制

□ 脳幹を中枢とする姿勢反射には（緊張性頸）反射や（緊張性迷路）反射、（立ち直り）反射などがある。

□ 緊張性頸反射は頸を右に回すと右側の上下肢が（伸展）し、左側の上下肢が（屈曲）する反応である。

□ （中脳）や橋の損傷により、四肢の抗重力筋が過緊張状態となり、四肢を（伸展）させた異常肢位をとるものを（除脳固縮）という。

□ 除脳動物（中脳の上丘と下丘の間で切断した中脳動物）では（緊張性頸）反射や（緊張性迷路）反射が観察されるが、（立ち直り）反射は消失する。

□ 小脳は、随意運動の（調節）や身体の（平衡）や（姿勢）の維持、運動の（学習）などの機能を持つ。

□ 大脳基底核は（錐体外路）系の一部であり、随意運動の（調節）や（不随意）運動に関与する。

12 ▶運動 Q&A

Question	Answer
1 伸張反射の受容器はゴルジ腱器官である。	**1** □ ×：ゴルジ腱器官 → 筋紡錘
2 α運動神経は錘内筋を収縮させる。	**2** □ ×：錘内筋 → 錘外筋
3 Ia群求心性線維の細胞体は後根神経節に存在する。	**3** □ ○
4 筋紡錘伸展するとIb線維が興奮する。	**4** □ ×：Ib → Ia
5 γ運動ニューロンは自律神経系に属する。	**5** □ ×：運動神経系に属する。
6 γ運動ニューロンは錘外筋線維を支配する。	**6** □ ×：錘外筋線維 → 錘内筋線維
7 γ運動ニューロンは脊髄前角に分布する。	**7** □ ○
8 γ運動ニューロンはゴルジ腱器官の感度を調節する。	**8** □ ×：ゴルジ腱器官 → 筋紡錘
9 α運動ニューロンはγ運動ニューロンに比べ細胞体が大きい。	**9** □ ○
10 膝蓋腱反射は多シナプス反射である。	**10** □ ×：多シナプス反射 → 単シナプス反射
11 拮抗抑制にはIa群求心性線維が関与する。	**11** □ ○
12 交叉性伸展反射の中枢は脳幹にある。	**12** □ ×：脳幹 → 脊髄
13 開口反射は脊髄反射の一種である。	**13** □ ×：脊髄反射 → 脳幹反射
14 緊張性頸反射の反射中枢は脊髄にある。	**14** □ ×：脊髄 → 脳幹
15 緊張性迷路反射の反射中枢は脳幹にある。	**15** □ ○
16 除脳動物では立ち直り反射がみられる。	**16** □ ×：みられない。立ち直り反射の反射中枢は中脳である。
17 除脳動物では緊張性頸反射がみられない。	**17** □ ×：みられる。緊張性頸反射の反射中枢は延髄にある。
18 大脳基底核は姿勢の制御に関与する。	**18** □ ○
19 小脳は熟練した運動の学習に重要な働きをする。	**19** □ ○

13 ▶感覚

□ 感覚は、（特殊）感覚、（体性）感覚、（内臓）感覚に大別される（表 2-22）。

□ 持続的な刺激に対して感覚が弱くなることを感覚の（順応）といい、嗅覚や触覚などは比較的（速く）、痛覚は（遅い）。

表 2-22：感覚の種類

特殊感覚	（視覚）、（聴覚）、（嗅覚）、（味覚）、（平衡感覚）	
体性感覚	（皮膚感覚）	皮膚や粘膜の感覚、（触覚）、（圧覚）、（痛覚）、（温覚）、（冷覚）
	（深部感覚）	筋、腱、関節の感覚、（運動感覚）、（深部痛覚）
内臓感覚	（内臓痛覚）	腹痛、胸痛など
	（臓器感覚）	血圧（頸動脈洞，大動脈弓の圧受容器）、空腹、満腹、尿意など

□ 皮膚感覚には（触圧覚）、（温冷覚）、（痛覚）などがあり、皮膚表面にそれぞれの感覚に敏感な部位［＝（感覚点）］が散在する。

□ 皮膚の感覚点は（痛）点が最も多く、（触圧）点、（冷）点、（温）点の順に減少する。

□ 皮膚感覚の受容器は（感覚）神経の終末に存在し（表 2-23）、触・圧覚は（Aβ）線維により、温覚や冷覚は（Aδ）線維により中枢まで伝達される。

表 2-23：皮膚感覚の受容器

皮膚感覚	受容器
触・圧覚	（ルフィニ）終末、（メルケル）盤、（パチニ）小体、（マイスネル）小体
温痛覚	（自由）神経終末

□ 触圧覚の1次求心性線維は（後根）から脊髄に入り、同側の（後索）を上行し、（延髄）で交叉して対側の（視床）に入る（＝後索－内側毛帯経路）。

□ 温痛覚の1次求心性線維は脊髄（後角）で2次ニューロンとシナプスを形成し、（脊髄）で交叉して前外側（前側索）を上行し、（視床）に至る（脊髄視床路）。

□ 痛覚は（侵害刺激）により引き起こされ、皮膚で感じる（表在性）痛覚、（深部）痛覚、（内臓）痛覚に分類される。

□ 表在性痛覚では、有髄の（Aδ）線維により速い痛み（一次痛）が、無髄の（C）線維により遅い痛み（二次痛）が伝達される。

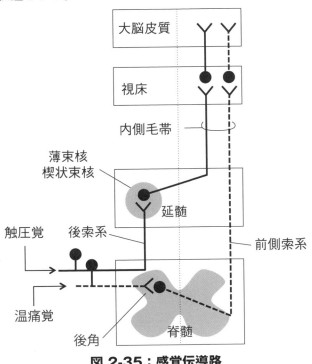

大脳皮質

視床

内側毛帯

薄束核
楔状束核

延髄

触圧覚

後索系

前側索系

温痛覚

後角

脊髄

図 2-35：感覚伝導路

135

- [ ] 二次痛は、機械的刺激、化学的刺激、熱刺激などの多様な刺激に反応する（ポリモーダル受容器）に受容される。

- [ ] 内臓や胸膜、腹膜などに異常があるときに、特定の皮膚に生じる痛みを（関連痛）という。

- [ ] 内因性発痛物質には（ブラジキニン）、セロトニン、ヒスタミン、K^+、H^+、（プロスタグランジン）、ロイコトリエンなどがある。

- [ ] 脳幹から脊髄に下行し、脊髄後角で痛みの伝達を抑制する神経系を（下行性抑制系）という。

- [ ] 麻薬性鎮痛薬である（モルヒネ）と同様の鎮痛作用をもつ生体内物質を内因性（オピオイド）といい、（β-エンドルフィン）、（エンケファリン）などが知られている。

- [ ] 味覚は（味蕾）で受容され、舌前方2/3の味覚は（顔面）神経により、後方1/3の味覚は（舌咽）神経により、延髄の（孤束核）に伝達される。

- [ ] （亜鉛）や（ビタミン）が欠乏すると、味蕾細胞の産生が障害され、味覚障害を引き起こす。

- [ ] 嗅覚は、嗅上皮にある嗅細胞の（嗅毛）に、におい分子が（結合）することで生じる。

- [ ] 聴覚の適刺激は（音波）であり、可聴範囲は約（20～20,000）Hzである。

- [ ] 外耳道から入った空気の振動は（鼓膜）を振動させ、（耳小骨）を介して内耳に伝わる。

- [ ] アブミ骨の振動は（前庭窓）（卵円窓）から蝸牛内に伝わり、骨迷路内の（外リンパ）を振動させ、この振動が膜迷路の（蝸牛管）の基底膜上にある（コルチ器）に伝わると、（有毛細胞）が興奮し（蝸牛）神経を興奮させる。

- [ ] 蝸牛神経は視床の（内側膝状体）を通り、（側頭葉）の一次聴覚野に入力する。

- [ ] 平衡感覚の受容器は、内耳にある3つの（半規管）と（前庭）（耳石器）であり、（前庭）神経を介して中枢まで伝えられる。

- [ ] 半規管の膨大部には有毛細胞を含む（膨大部稜）があり、主に（回転加速度）を受容する。

- [ ] 前庭には（卵形嚢）と（球形嚢）という2つの耳石器があり、有毛細胞を含む（平衡斑）が存在する。

- [ ] 卵形嚢は（前後・左右）方向の直線加速度を検出し、球形嚢は（上下）方向の直線加速度を検出する。

- [ ] 眼球に入った光は（角膜）や（水晶体）で屈折され、（虹彩）で光量が調節され、（網膜）に達する。

- [ ] 近くを見る時には、毛様体筋が（収縮）して（チン小帯）が緩み水晶体を（厚く）し、光の屈折率を（増加）させる（遠近調節）。

- [ ] 光刺激は網膜に存在する（視細胞）によって受容され、（双極）細胞を経て、（神経節）細胞へと伝達される。この伝達経路は（水平）細胞や（アマクリン）細胞によって修飾される。

- [ ] 視細胞には、薄暗い所で働く（杆状体）細胞と明るい所で働く（錐状体）細胞がある。

13 ▶感覚 Q&A

Question	Answer
1 聴覚は錐状体細胞に受容される。	**1** □ × : 聴覚 → 視覚
2 視覚の受容器はコルチ器である。	**2** □ × : 視覚 → 聴覚
3 平衡感覚の受容器は膨大部稜に存在する。	**3** □ ○ : 有毛細胞に受容される。
4 ルフィニ終末は痛覚の受容器として働く。	**4** □ × : 痛覚 → 触・圧覚
5 触覚の受容器は自由神経終末である。	**5** □ × : 触覚 → 痛覚
6 皮膚の炎症は関連痛を引き起こすことが多い。	**6** □ × : 関連痛は内臓などの深部組織の損傷が原因となることが多い。
7 鈍い痛みはC線維によって伝えられる。	**7** □ ○
8 痛覚は比較的順応が速い。	**8** □ × : 痛覚の順応は非常に遅い。
9 味覚の受容器は味蕾に存在する。	**9** □ ○
10 味覚の求心性線維は顔面神経である。	**10** □ ○ : 舌前方2/3の味覚を伝える。
11 味覚の情報は舌下神経により中枢まで伝えられる。	**11** □ × : 舌下神経 → 舌咽神経 (舌の後方1/3の味覚)
12 味覚障害の原因として亜鉛の欠乏がある。	**12** □ ○
13 味覚は順応しにくい。	**13** □ × : 順応しやすい。

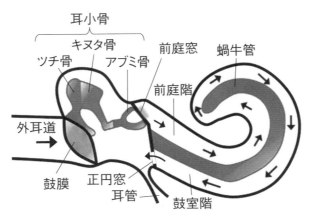

図 2-36 : 耳の構造

14 モルヒネは内因性鎮痛物質である。	14 ☐ × : 内因性 → 外因性 生体内には存在しない。
15 βエンドルフィンは内因性発痛物質である。	15 ☐ × : 発痛物質 → 鎮痛物質
16 エンケファリンは内因性鎮痛物質である。	16 ☐ ○
17 ブラジキニンは内因性鎮痛物質である。	17 ☐ × : 鎮痛物質 → 発痛物質
18 蝸牛管は上下方向の直線加速度を検出する。	18 ☐ × : 蝸牛管 → 球形嚢 蝸牛管は聴覚に関与する。
19 球形嚢は頭部の回転速度を検出する。	19 ☐ × : 球形嚢 → 半規管
20 卵形嚢は水平方向の加速度を検出する。	20 ☐ ○
21 視覚情報の伝達には、視細胞、色素細胞、双極細胞、神経節細胞が関与する。	21 ☐ × : 色素細胞は関与しない。
22 近方視では毛様体筋が収縮する。	22 ☐ ○
23 近方視では虹彩は変化しない。	23 ☐ × : 虹彩が動いて瞳孔を小さくする。
24 近方視では水晶体が薄くなる。	24 ☐ × : 薄く → 厚く
25 近方視では角膜の形が変化する。	25 ☐ × : 変化しない。
26 視覚の遠近調節には外眼筋が関与する。	26 ☐ × : 関与しない。
27 視覚の遠近調節には瞳孔散大筋が関与する。	27 ☐ × : 遠近調節 → 明暗調節
28 視覚の遠近調節には毛様体筋が関与する。	28 ☐ ○ : 毛様体筋が収縮して水晶体を厚くする。
29 光刺激により毛様体筋が収縮し、縮瞳を起こす。	29 ☐ × : 毛様体筋 → 瞳孔括約筋

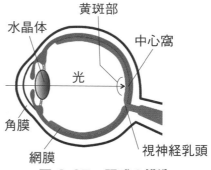

図 2-37：眼球の構造

14 ▶生体の防御機構

☐ 人体（自己）にとっての異物（微生物や感染細胞、腫瘍細胞など）を異物［（非自己）］と認識して（排除）し、生体を病気から保護することを（免疫）という。

☐ 抗原が体内に侵入すると、免疫担当細胞である（白血球）が活性化される。

☐ 白血球は（顆粒球）、（単球）、（リンパ球）に分類される。

☐ 顆粒球は（好中球）、（好塩基球）、（好酸球）に分類される。

☐ 白血球のうち最も多い（好中球）は（貪食）作用をもつ。

☐ 好塩基球は（ヘパリン）や（ヒスタミン）を放出し、アレルギー反応に関与する。

☐ 単球は（マクロファージ）に分化し、強力な（貪食）作用を示す。

☐ （樹状）細胞や（マクロファージ）、B細胞は抗原提示細胞としての機能をもつ。

☐ 抗原提示細胞は体内に侵入した病原体を取り込み、（抗原）として細胞表面に提示して（T細胞）を活性化する役割を持つ。

☐ リンパ球は骨髄由来の（B細胞）と胸腺由来の（T細胞）に分類される。

☐ 胸腺は思春期以降に急速に（退縮）する。

☐ B細胞は（形質細胞）に分化して（抗体）を産生し、（液性）免疫（＝体液性免疫）を担う。

☐ 抗体は特定の（抗原）と特異的に結合するタンパク質（γ-グロブリンの一種）で、（免疫グロブリン）とも呼ばれる（表2-24）。

表 2-24：抗体とその特徴

抗体	特徴
IgM	免疫応答の（初期）に産生され（一時的）に増加する。（5）量体として存在する。
IgG	抗体の中で最も（多い）（70－80%）。（胎盤）を通過できる。
IgA	（分泌液）中に含まれ、（局所）免疫に関与する。（2）量体として存在する。
IgE	（肥満）細胞や好塩基球に結合して（Ⅰ型アレルギー）反応を引き起こす。
IgD	機能はよくわかっていない。

☐ （ヘルパー）T細胞（Th）は、他の免疫細胞を活性化する。

☐ （キラー）T細胞（Tc、細胞傷害性T細胞）は、ウイルス感染細胞や腫瘍細胞を破壊し、（細胞性）免疫を担う。

14 ▶ 生体の防御機構 Q&A

Question	Answer
1 健常成人の血液中で最も多い免疫グロブリンはIgAである。	**1** □ ×：IgA → IgG
2 マクロファージはアレルギー反応の際にヒスタミンを放出する。	**2** □ ×：マクロファージ → 好塩基球、肥満細胞
3 好塩基球は異物を貪食する。	**3** □ ×：好塩基球 → マクロファージ、好中球
4 マクロファージは抗原提示細胞として機能する。	**4** □ ○：その他、樹状細胞、B細胞
5 形質細胞は血中の単球に由来する細胞である。	**5** □ ×：形質細胞 → マクロファージ
6 T細胞は形質細胞に分化する。	**6** □ ×：T細胞 → B細胞
7 肝臓は思春期以降に退縮する。	**7** □ ×：肝臓 → 胸腺
8 ヘルパーT細胞は食作用を持つ。	**8** □ ×：持たない。
9 樹状細胞は食作用を持たない。	**9** □ ×：持つ。
10 好中球は食作用を持つ。	**10** □ ○
11 T細胞は液性免疫に関与する。	**11** □ ×：T細胞 → B細胞
12 ヘルパーT細胞はウイルス感染細胞を破壊する。	**12** □ ×：ヘルパーT細胞 → キラーT細胞（細胞性免疫）

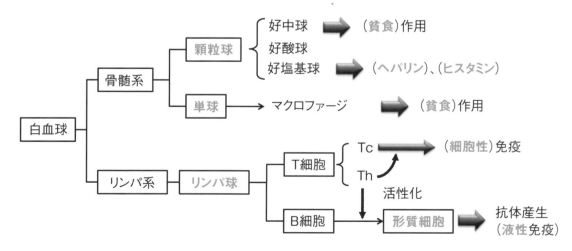

図 2-38：白血球の種類と機能

鍼灸国試
でる ポ とでる 問

PART 3　病理学

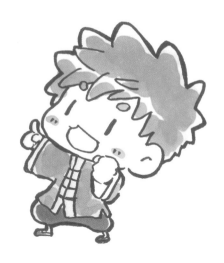

1 ▶ 病理学の基礎

☐ 病理学とは、疾病の原因、経過、治療効果などを知るために、組織や細胞の（形態）の変化を観察する学問である。

☐ 人体解剖は（系統）解剖、（病理）解剖、（行政）解剖、（司法）解剖などに分類される。

☐ 正常な形態観察を目的とし、主に医学教育で行われる解剖を（系統）解剖という。

☐ 臨床診断や治療効果の検証などを目的に行う解剖を（病理）解剖という。

☐ 異常死体の検案を目的に行う解剖を（行政）解剖という。

☐ 犯罪が関与しているものに対する解剖を（司法）解剖という。

☐ 生体から試料を得て行う病理診断のことを（外科）病理学という。

☐ 体液中の細胞・粘膜などから擦過した細胞を用い診断する方法を（細胞診）という。

☐ 組織レベルで試料を採取、確定診断を行う方法を（生検）という。

☐ 疾患の原因や治療のため実験動物などで研究を行うものを（実験病理学）という。

☐ 出生後に疾病が発生するものを、（後天）性疾患といい、外因の影響が大きく（感染症）、（動脈硬化症）、（癌）などがこれにあたる。

☐ 原因不明の疾病を（特発性or本態性）疾患という。

☐ ２つ以上の疾病が生じたとき、最初に出現した疾病を（原発）性疾患といい、その影響で発生した疾病を（続発）性疾患という。

☐ 病的状態の変化を（病変）といい、病変により起こる病的現象を（症状）という。

☐ 自分で感じる症状を（自覚）症状といい、第三者が客観的に把握する症状を（他覚）症状という。

自覚症状	（倦怠）、（疼痛）、（熱感）、（悪心）
他覚症状	（肝腫）、（赤沈亢進）、（白血球数の増減）

☐ 疾病の時間の経過により、発病 → （初期）→ （最盛期）→ （回復期）→ 治癒といい、期間の長さにより（急性）、（亜急性）、（慢性）疾患という。

☐ 目立った自覚症状がない時期を（潜伏）期という。

☐ 疾病の結末を（転帰）といい、疾病の今後の予測を（予後）という。

1 ▶病理学の基礎 Q&A

<table>
<tr><th>Question</th><th>Answer</th></tr>
<tr><td>1 生体の形態的変化を主な観察材料とし、疾病を研究する学問を病理学という。</td><td>1 □ ○</td></tr>
<tr><td>2 臨床診断や治療効果の検証などを目的に行う解剖を系統解剖という。</td><td>2 □ ×：系統解剖 → 病理解剖</td></tr>
<tr><td>3 異常死体の検案を目的に行う解剖を司法解剖という。</td><td>3 □ ×：司法解剖 → 行政解剖</td></tr>
<tr><td>4 生体から試料を得て行う病理診断のことを実験病理学という。</td><td>4 □ ×：実験病理学 → 外科病理学</td></tr>
<tr><td>5 生体恒常性から逸脱した状態を疾病という。</td><td>5 □ ○</td></tr>
<tr><td>6 出生前に発病するものを後天性疾患という。</td><td>6 □ ×：後天性疾患 → 先天性疾患</td></tr>
<tr><td>7 血友病やアザラシ肢症は先天性疾患である。</td><td>7 □ ○</td></tr>
<tr><td>8 感染症は後天性疾患である。</td><td>8 □ ○</td></tr>
<tr><td>9 血友病は染色体異常で起こる。</td><td>9 □ ×：血友病は遺伝子の異常</td></tr>
<tr><td>10 出生後に発生する疾患は外因の影響が大きい。</td><td>10 □ ○</td></tr>
<tr><td>11 原因不明の疾病を原発性疾患という。</td><td>11 □ ×：原発性疾患 → 特発（本態）性疾患</td></tr>
<tr><td>12 先天性梅毒は遺伝性疾患である。</td><td>12 □ ×：遺伝性疾患 → 非遺伝性疾患</td></tr>
<tr><td>13 先天性疾患は続発性疾患と対になる。</td><td>13 □ ×：「先天性は後天性」と「続発性は原発性」と対になる。</td></tr>
<tr><td>14 器質的疾患は機能的疾患と対になる。</td><td>14 □ ○</td></tr>
<tr><td>15 限局性疾患は全身性疾患と対になる。</td><td>15 □ ○</td></tr>
<tr><td>16 急性疾患は慢性疾患と対になる。</td><td>16 □ ○</td></tr>
<tr><td>17 客観的に知り得る症状を自覚症状という。</td><td>17 □ ×：自覚症状 → 他覚症状</td></tr>
<tr><td>18 悪心・倦怠・疼痛は他覚症状である。</td><td>18 □ ×：他覚症状 → 自覚症状</td></tr>
<tr><td>19 肝腫は他覚症状である。</td><td>19 □ ○</td></tr>
</table>

2 ▶病因

□ 疾病の原因を（病因）といい、（内因）と（外因）にわかれる。
　　内因：（人種）、（性）、（年齢）、（遺伝的素因）
　　外因：（物理的要因）、（化学的要因）、（生物学的要因）

□ ビタミンA、D、E、Kは（脂溶）性ビタミンである。

□ ビタミン欠乏症

ビタミンA欠乏	（夜盲症）、（角膜乾燥症）	ビタミンC欠乏	（壊血病）
ビタミンB_1欠乏	（脚気）	ビタミンD欠乏	（くる病）、（骨軟化症）
ビタミンB_2欠乏	（口角炎）、（舌炎）	ビタミンK欠乏	（出血傾向）
ビタミンB_{12}欠乏	（悪性貧血）		

□ 熱傷

第1度熱傷	（紅斑性熱傷）・（表皮のみの障害）・（瘢痕を残さず治癒）
第2度熱傷 浅層	（水疱性熱傷）・（真皮に及ぶ障害）・（深在性では瘢痕を残す）
第2度熱傷 深層	（壊死性熱傷）・（皮下組織）、（筋層に及ぶ障害）・（強い瘢痕を残す）
第3度熱傷	（組織の炭化）

□ 広範囲熱傷の場合、局所の障害より（熱傷ショック）や（感染）などの全身的な影響が問題となる。

□ 放射線はX線、γ線などの（電磁放射線）とα線、β線、電子線、中性子線、陽子線などの（粒子線）に分類される。

□ 放射線の細胞や組織への影響は細胞の（増殖能）や（再生能）が高いほど影響が大きい。

放射線感受性が高い細胞	（造血細胞）、（精祖細胞）、（卵母細胞）、（腸上皮細胞）
放射線感受性が低い細胞	（骨・軟骨細胞）、（筋細胞）、（神経細胞）

　　※放射線感受性が高い細胞＝放射線の影響を受けやすい細胞

□ 我々の周辺に存在し体内に取り込まれることでホルモンの様に働き内分泌系に影響を与える物質を（内分泌攪乱物質）といい、（ビスフェノールA）、（ダイオキシン類）、（PCB）、（DDT）などがこれである。

☐　公害とその原因物質

水俣病	（有機水銀）
イタイイタイ病	（カドミウム）
四日市喘息	（硫黄酸化物）

☐　出生前や出生時に生理機能的異常や形態的異常があるものを（先天性異常）という。また、先天性異常のうち形態的異常を（奇形）という。

☐　出生前に疾病が発生するものを（先天）性疾患といい、例として（血友）病などの遺伝子の異常、（ダウン）症候群などの染色体の異常、サリドマイドによる（アザラシ肢）症など胎児への環境的影響による異常があげられる。

☐　染色体は父方と母方由来の染色体が対となり、これを（相同染色体）という。

☐　相同染色体の同じ遺伝子座に位置する遺伝子を（対立遺伝子）という。

☐　同じ対立遺伝子のものを（ホモ接合）、違う対立遺伝子のものを（ヘテロ接合）という。

☐　ヘテロ接合で一方の遺伝子のみが発現する場合、この遺伝子を（優性遺伝子）といい、逆に発現しない遺伝子を（劣性遺伝子）という。

☐　単因子性遺伝の疾患は1つの遺伝子の異常により発症し、（メンデルの法則）に従う。

☐　多因子性遺伝の疾患は複数の遺伝的要因と（環境要因）が合わさって発症する疾患で（2型糖尿病）、（高血圧）、（統合失調症）などがこの例である。

☐　伴性劣性遺伝病はX染色体上の遺伝子異常による疾患で、通常（男子）に出現する。（血友病）、（緑赤色盲）、（伴性無ガンマグロブリン血症）などがこの例である。

☐　常染色体優性遺伝の疾患には（マルファン症候群）、（家族性大腸ポリポーシス）などがある。

☐　多くの先天性代謝異常の疾患が（常染色体劣性遺伝）の形式で遺伝し、（脂質蓄積症）、（糖原病）、（ウィルソン病）などがこの例である。

☐　常染色体異常による疾患には21番染色体の（トリソミー）である（ダウン症）、5番染色体短腕の欠失による（ネコ鳴き症候群）などある。

☐　性染色体異常による疾患には45XO型（ターナー症候群）や47XXY型（クラインフェルター症候群）がある。

☐　胎生期の臓器に作用し奇形を誘発する可能性のある因子を（催奇形因子）といい、（ウイルス）、（放射線）、（薬物や毒物）、（酸素欠乏）などがこれにあたる。

☐　目に見える部位の奇形を（外表奇形）、内臓の奇形を（内臓奇形）という。

2 ▶病因 Q&A

Question	Answer
1 年齢、遺伝、感染、免疫などは内因である。	**1** ☐ ×：感染は外因
2 栄養や内分泌かく乱物質は内因に含まれる。	**2** ☐ ×：内因 → 外因
3 ビタミンEは水溶性ビタミンである。	**3** ☐ ×：水溶性 → 脂溶性
4 ビタミンA欠乏では脚気を起こす。	**4** ☐ ×：ビタミンA欠乏では夜盲症、脚気はビタミンB_1欠乏
5 ビタミンD欠乏症では骨軟化症やくる病を起こす。	**5** ☐ ○
6 ビタミンK欠乏症では壊血病を起こす。	**6** ☐ ×：ビタミンC欠乏では出血傾向、壊血病はビタミンC欠乏
7 第1度熱傷では瘢痕を残さず治癒する。	**7** ☐ ○
8 広範囲熱傷では熱傷ショックや感染などの全身的な影響が問題となる。	**8** ☐ ○
9 α線、β線、γ線は粒子線に分類される。	**9** ☐ ×：γ線は電磁放射線
10 細胞の増殖能が高いほど放射線の影響は少ない。	**10** ☐ ×：細胞の増殖能が高いほど放射線の影響は大きい。
11 卵巣や脳、筋は放射線障害を受けやすい。	**11** ☐ ×：神経細胞や筋細胞は放射線感受性が低い。
12 脱毛、下痢、血小板減少、発癌は放射線急性障害である。	**12** ☐ ×：発癌は放射線晩期障害
13 内分泌攪乱物質にはダイオキシン類、PCB、DDTなどがある。	**13** ☐ ○
14 イタイイタイ病の原因物質は有機水銀である。	**14** ☐ ×：有機水銀 → カドミウム
15 水俣病の原因物質は有機水銀である。	**15** ☐ ○
16 アスベストは悪性中皮腫や肺癌の原因となる。	**16** ☐ ○
17 相同染色体上で対応し存在する遺伝子を優性遺伝子という。	**17** ☐ ×：優性遺伝子 → 対立遺伝子
18 対立遺伝子が同質であればホモ接合という。	**18** ☐ ○

19 ヘテロ接合で一方の遺伝子のみが発現する場合、この遺伝子を劣性遺伝子という。

19 □× : 劣性遺伝子 → 優性遺伝子

20 血友病は伴性劣性遺伝を示す疾患である。

20 □○

21 血友病は女性に発生頻度が高い。

21 □× : 血友病は伴性劣勢遺伝であるため、通常は男性に発症する。

22 マルファン症候群は常染色体優性遺伝を示す疾患である。

22 □○

23 家族性大腸ポリポーシスは常染色体劣性遺伝の疾患である。

23 □× : 常染色体劣性遺伝 → 常染色体優性遺伝

24 脂質蓄積症は常染色体優性遺伝の疾患である。

24 □× : 常染色体優性遺伝 → 常染色体劣性遺伝

25 緑赤色盲は伴性劣性遺伝の疾患である。

25 □○

26 ウィルソン病は伴性劣性遺伝の疾患である。

26 □× : 伴性劣性遺伝 → 常染色体劣性遺伝

27 ダウン症やネコ鳴き症候群は性染色体の異常によって生じる。

27 □× : 性染色体の異常 → 常染色体の異常

28 ダウン症候群は21番常染色体のトリソミーによっておこる。

28 □○

29 クラインフェルター症候群では染色体が45XO型である。

29 □× : ターナー症候群は45XO型、クラインフェルター症候群は47XXY型

30 アザラシ肢症は放射線によって生じる奇形である。

30 □× : アザラシ肢症はサリドマイド（睡眠薬）が原因

Column 1
ヒートポンプにみる温度と熱の違い

　熱（量）が多いとは、温度が高いことではない。同じ物質ならたとえ温度が低くとも体積が大きければ熱エネルギー（＝熱量）は大きくなれるのである。冬場に、室温より温度の低い外気をヒートポンプで室内に汲み上げ、より低い温度にして外に放出する。室内にはこの温度差に対応したエネルギー量が取り込まれることにより、室内の温度をさらに高くすることができる。実際にはポンプを稼働するのにエネルギー消費があるので、その分を差し引いておかねばならない。外に排出される空気の温度は外気温より低いが、少量なので外気温には影響しない。逆に、温度が等しい物質でも熱エネルギーは異なる。水１ｇ（液体）と氷１ｇ（固体）では水のほうがエネルギー的には高いのである。というのは0℃で氷１ｇに80calの熱量をくわえて液体の水１ｇとなるからである。

3 ▶ 細胞傷害と修復

退行性病変

☐ 障害因子や環境変化に対して細胞が変調をきたし、やがて形態学的変化として認識できるようになる。この様な形態学的変化を（退行性病変）という。

☐ 退行性病変には（萎縮）、（変性）、（壊死）がある。

☐ （萎縮）とは一旦正常な大きさに成長した臓器、組織、細胞がその後（容積）を減少した状態をいい、（生理的萎縮）と（病的萎縮）がある。

☐ （生理的萎縮）は加齢・老化現象の一部として生じ、（脳）、肝、（筋肉）、顎骨、扁桃、（生殖器）などが萎縮する。

☐ 老人性萎縮では（脳）、（心臓）、（肝臓）、筋肉などにみられ、消耗性色素の（リポフスチン）が細胞内に沈着し、萎縮を生じる。また、消耗性疾患などでは主に（心臓）や肝臓に高度に（リポフスチン）が沈着し、臓器は（褐色萎縮）を呈する。

☐ 思春期以後の（胸腺）や閉経後の（子宮）などは（生理的萎縮）がみられる。

☐ 病的萎縮には（貧血性）萎縮、（圧迫）萎縮、（無為）萎縮などがある。

☐ 水腎症では腎組織に、水頭症では脳に（圧迫）萎縮が生じる。

☐ （長期臥床）や（ギプス固定）の四肢筋には（無為）萎縮がみられる。

☐ （変性）とは、代謝障害の結果、（異常な物質）が沈着したり、細胞質内にある種の物質が過剰に出現した状態をいう。

☐ （蛋白質）変性には（混濁）腫脹、空胞（水腫）変性、（硝子滴）変性、硝子変性、（アミロイド）変性、（フィブリノイド）変性などがある。

☐ タンパク尿を伴う（ネフローゼ症候群）ではしばしば（近位尿細管）上皮に（硝子滴）変性がみられる。

☐ アミロイド変性は、微細線維構造の異常蛋白の（アミロイド）が血管壁、細胞・組織間に沈着したもので、（アミロイドーシス）とよぶ。組織学的に硝子変性に類似するが、（コンゴー赤）染色で赤橙色（オレンジ色）に染まることで鑑別される。

☐ 悪性高血圧や膠原病の（結節性多発動脈炎）や（全身性エリテマトーデス）などでは血管壁に（フィブリノイド）変性が生じる。

☐ 脂肪変性は（肝臓）でよくみられ、酸素欠乏、（アルコール摂取）、（薬物中毒）などが原因で生じる。

☐ 粥状（動脈硬化）症では動脈壁に（コレステロール（コレステリン結晶））や（中性脂肪）

の沈着がみられる。

- [ ] 糖原変性は核や細胞質に（糖原（グリコーゲン））の蓄積が生じたもので、糖代謝異常による（糖原病）がある。

- [ ] 石灰変性は（壊死組織）や瘢痕組織、（古い結核病巣）、粥状動脈硬化巣などに生じる石灰沈着と、副甲状腺機能亢進症などで（高カルシウム血症）が生じ、肺胞壁や腎尿細管など全身に起こる石灰沈着がある。

- [ ] 細胞死には、（生理的）な細胞死である（アポトーシス）と（病的）な細胞死である（壊死）がある。

- [ ] （壊死）は局所的な死をいい、病理組織学的に、壊死巣の細胞には（核の消失）がみられる。

- [ ] 壊死の種類には（凝固壊死）と（融解壊死）がある。特殊なものとして結核にみられる（乾酪壊死）がある。

- [ ] 脳梗塞では、脳に（融解壊死）が生じ、（脳軟化症）がみられる。

- [ ] 壊死組織に（腐敗菌）の感染が生じ腐敗した状態を（湿性壊疽）という。

- [ ] （乾性）壊疽は壊死巣の水分が蒸発して（乾燥）し、感染もなく縮小し、（ミイラ化）した状態をいう。

- [ ] （アポトーシス）は遺伝子的にプログラム化された（生理的）な細胞死で、周囲に炎症を起こさない。

- [ ] （アポトーシス）では、細胞の急速な（縮小）、核（クロマチン）の（凝集）、DNAの（断片化）、核の（断片化）、細胞の（断片化）などが生じる。細胞の断片化により（アポトーシス小体）が形成される。

- [ ] ウィルソン病では（銅）の過剰沈着が生じる。

進行性病変

- [ ] 進行性病変は病的刺激に対する生体の適応の結果生じるものであり（再生）、（化生）、（肥大）、（過形成）などがある。

- [ ] 肥大とは、組織や臓器の（容積）が増し、過形成とは個々の細胞の（数）が増えることをいう。

- [ ] 代償性肥大は対の臓器の機能不全時にみられ、例として一側（腎）摘出後の残存側でみられる。

- [ ] 仮性肥大とは実質細胞は（萎縮）するが、その部分が（結合組織）や（脂肪）で置換され、肥大して見えるものをいい、（進行性筋ジストロフィー）症の腓腹筋などにみられる。
  ※（偽肥大）ともいう。

- [ ] 作業性肥大とは筋組織でみられ、（スポーツマン）の心臓、（骨格筋）の発達、（心臓弁膜症）

疾患の心筋肥大、（高血圧）症などでおこる。

☐ 過形成は（前立腺肥大症）、（バセドウ病）、（乳腺症）、（子宮内膜増殖症）などでみられる。

☐ 再生は組織の欠損時、増生した（同じ）種類の組織で補われ、もとの状態に戻る現象である。

☐ 絶えず古い細胞は死滅し、新しい細胞となる。これを（生理的再生）という。（表皮）、（消化管上皮）、（毛髪）、（骨髄）、（血球）などは常に再生を繰り返し、これらの再生力は（高い）。
※（不安定）細胞

☐ 再生能力のない細胞として（中枢神経）細胞や（心筋）細胞があげられる。※（永久）細胞

☐ 生理的にはほとんど再生しないが、ある条件下で再生力が発揮されるものとして（肝臓）、（膵臓）、（唾液腺）、（内分泌腺）などがある。※（安定）細胞

☐ 化生とは分化成熟した細胞や組織が、（他）の細胞組織に変化することである。

☐ 気管支、子宮頸部などの円柱上皮[腺上皮]は（扁平）上皮へ、尿管系、膀胱などの移行上皮は（扁平）上皮や（腺）上皮へ、胃粘膜上皮は（（小）腸）上皮へと化生する。

☐ 創傷治癒とは損傷された組織の修復現象で、損傷部は（肉芽組織）※で補修され、のちに（瘢痕化）する。※肉芽組織は（毛細血管）、（線維芽細胞）、（炎症細胞）などからなる組織修復のための幼若な結合組織である。

☐ 骨折した場合は骨折部の（血腫）が吸収→病変部に（肉芽組織）が形成→骨折部の骨膜から（骨芽組織）が増殖し（類骨）を形成→類骨に石灰化が生じ（骨性仮骨）となり、最終的には緻密骨に置換される。

☐ 異物の処理方法として（排除）（器質化）、（被包）がある。
※過程の中で肉芽組織が関与しないものは（排除）、関与するものは（器質化）、（被包）である。

Column 2

熱と温度は同じ？

　熱とはエネルギーの一形態で熱エネルギーと呼ばれる。多数の原子分子からなるマクロな系に注目するとき、熱エネルギーとは個々の原子分子の持つ力学的エネルギーの総和である。等質に保ち系の大きさを2倍にすると、原子分子数も2倍となるので熱エネルギーも2倍となる。このような体積に依存する量を示量変数という。一方、個数密度、圧力、温度などは体積を2倍にしても変わらない。このような変数を示強変数という。したがって熱と温度は同じではないことになる。

3 ▶ 細胞傷害と修復 Q&A

Question

1 退行性病変には変性、再生、壊死がある。

2 タンパク質変性には空胞変性、角質変性、硝子変性、アミロイド変性、糖原変性、石灰変性などがある。

3 瘢痕組織にはしばしば膠原線維に硝子変性を伴う。

4 パーキンソン病では脳のアミロイド変性が特徴である。

5 慢性アルコール中毒では肝に硝子滴変性を伴う。

6 褐色萎縮ではヘモジデリンの沈着がみられる。

7 褐色萎縮は主に心臓や肝臓にみられる。

8 出血巣では経時的にヘモジデリンの色素沈着がみられる。

9 古くなった壊死巣には石灰化が生じやすい。

10 正常な組織の縮小を萎縮という。

11 水腎症における腎実質の萎縮は無為萎縮である。

12 長期間のギプス固定による四肢筋の萎縮は圧迫萎縮である。

13 寝たきり老人の下肢の筋萎縮は貧血性萎縮である。

14 悪性黒色腫ではヘモジデリン沈着が生じる。

15 心筋梗塞では融解壊死がみられる。

16 脳梗塞では脳に凝固壊死を伴う。

17 アポトーシスはプログラムされた細胞死である。

Answer

1 □ ×：退行性病変は変性、萎縮、壊死の3つ、再生は進行性病変

2 □ ×：糖原変性、石灰変性は該当しない。

3 □ ○

4 □ ×：アルツハイマー病の脳にアミロイド変性がみられる

5 □ ×：肝細胞に脂肪変性を生じる。

6 □ ×：リポフスチンの沈着

7 □ ○

8 □ ○：ヘモジデリンの沈着で褐色を呈する。

9 □ ○

10 □ ○

11 □ ×：水腎症では圧迫萎縮が生じる。

12 □ ×：圧迫萎縮 → 無為（廃用性）萎縮

13 □ ×：貧血性萎縮 → 無為（廃用性）萎縮

14 □ ×：メラニン色素の沈着が特徴

15 □ ×：融解壊死 → 凝固壊死

16 □ ×：凝固壊死 → 融解壊死

17 □ ○

18 アポトーシスでは、細胞の急速な膨化、崩壊が生じる。	18 □ ×：細胞の急速な縮小、核の凝集、核の断片化、細胞の断片化、アポトーシス小体などが特徴
19 アポトーシスでは、細胞死により周囲に炎症を引き起こす。	19 □ ×：アポトーシスは炎症を起こさない。
20 結核病巣の中心部には融解壊死が形成される。	20 □ ×：融解壊死 → 乾酪壊死
21 ウイルソン病は核酸代謝障害によって生じる。	21 □ ×：銅の代謝障害
22 萎縮、変性、壊死は進行性病変である。	22 □ ×：萎縮、変性、壊死は退行性病変
23 母組織が異なった組織に変化した状態を肥大という。	23 □ ×：肥大 → 化生
24 組織欠損部が、残存した同一組織の増殖によって補われることを再生という。	24 □ ○
25 肥大とは個々の細胞の数が増えることをいう。	25 □ ×：肥大（狭義）は細胞容積が増し、組織や臓器の容積が増すこと
26 肝臓では代償性肥大がみられる。	26 □ ×：腎などの対性臓器でおこる。
27 仮性肥大はスポーツマンの心臓でみられる。	27 □ ×：仮性肥大は進行性筋ジストロフィーなど
28 作業性肥大は筋組織でみられる。	28 □ ○
29 前立腺肥大症では仮性肥大が起こる。	29 □ ×：前立腺肥大症は過形成
30 神経細胞は生理的にはほとんど再生しない。	30 □ ○
31 表皮は再生力が弱い。	31 □ ×：表皮の再生力は強い。
32 心筋細胞では生理的再生が起こる。	32 □ ×：心筋細胞は再生しない。
33 尿管系の移行上皮は扁平上皮へ化生する。	33 □ ○
34 子宮頸部の円柱上皮は移行上皮へ化生する。	34 □ ×：円柱上皮は扁平上皮へ化生
35 気管支では腸上皮化生がみられる。	35 □ ×：腸上皮化生は胃
36 肉芽組織には毛細血管はみられない。	36 □ ×：毛細血管は豊富
37 線維芽細胞は創傷治癒において、瘢痕組織の形成に関わる。	37 □ ○

4 ▶循環障害

□ 局所の（動脈血）が増加した状態を（充血）という。

□ （静脈血）の流れが妨げられ、組織・臓器の静脈に血液が滞った状態を（うっ血）という。

□ （うっ血）では（還元ヘモグロビン）の増加により皮膚や粘膜は青紫色を呈し、これを（チアノーゼ）という。

□ 左心不全では（肺うっ血）や小出血を生じ、肺胞腔内に（ヘモジデリン）を貪食したマクロファージ細胞が出現する。この細胞を（心不全細胞）という。

□ （肝うっ血）では肝小葉の中心静脈領域はうっ血により暗赤色を呈し、辺縁領域は（脂肪）変性により黄色を呈する。このような肝臓は（ニクズク肝）とよばれる。

□ 肝硬変では（門脈圧亢進）により、傍側循環が生じる。そのため合併症として、（メズーサの頭）とよばれる腹壁静脈の拡張や、（食道静脈瘤）の形成、痔核、（脾腫）などが出現する。

□ 末梢領域への（動脈血）の供給が著しく低下した状態を（虚血）という。

□ 虚血の原因として、（動脈硬化症）など動脈壁の病変、（血栓症）や（塞栓症）など動脈内腔の閉塞、腫瘍などによる外部からの機械的圧迫などがある。

□ 出血とは血液の（全成分）が血管外や心臓外に流出することであり、（赤血球）が血管外に出ていることが目安となる。

□ 胃潰瘍による出血では（吐血）を生じ、肺結核では（喀血）を生じる。

□ 十二指腸や腸など（上部消化管）から多量に出血した血液が糞便に混じって出る場合を（下血）といい、黒色で粘稠な（タール便）となる。

□ 血管壁が破れて出血する場合を（破綻性出血）といい、末梢の小静脈や毛細血管の小孔が開いて血液が漏れ出す出血を（漏出性出血）という。

□ 全身に多発性に出血をみる状態を（出血傾向）という。

□ 出血性素因の原因として、（血管壁）の異常、（血小板）の異常、（血液凝固因子）の異常がある。

□ ビタミンC欠乏による（壊血病）、血小板減少による（血小板減少性紫斑症）、第Ⅷ凝固因子欠乏による（血友病A）などでは出血傾向が出現する。

□ （播種性血管内凝固症候群（DIC））では、多発性にフィブリン血栓が生じ、また、プラスミンの作用による（線維素溶解現象）も加わり、フィブリン、フィブリノゲンの大量消費により（出血傾向）をまねく。

□ 生体の心臓や血管内で血液が（凝固）した病的状態を（血栓症）といい、生じた凝血塊を（血栓）とよぶ。

☐ 血栓症の原因には、（血管壁の異常）、（血流の変化）、（血液性状の変化）がある。

☐ 血栓はときに（剥離）し、血流によって運ばれ、血管腔を閉鎖して（血栓塞栓症）を引き起す。

☐ 血管内の固形物や血管内に入ってきた異物が、血管腔を（閉鎖）した状態を（塞栓症）という。

☐ （塞栓症）の栓子には、（血栓）、（脂肪）、（骨髄）、細菌塊、腫瘍、羊水、などがある。

☐ 動脈の狭窄、（閉塞）に起因する（虚血）によりその末梢領域が（壊死）に陥ることを（梗塞）という。

☐ 心、腎、脳などでは終動脈の閉塞により末梢領域は虚血となり（貧血性梗塞）を生じる。梗塞巣は肉眼的に（灰白色）を呈する。

☐ （出血性）梗塞では、梗塞巣に出血を生じ、肉眼的に（赤色）を呈し、（肺）や（腸）の梗塞でみられる。

☐ （心房細動）では心臓内に（血栓）を生じやすく、この血栓が脳に運ばれ、脳で（血栓塞栓症）や（脳梗塞）を引き起こしやすい。

☐ 循環障害の結果、組織内に多量の（組織液）が貯留した状態を（浮腫）いう。

☐ 浮腫の成因には、（毛細血管圧の上昇）、（血管透過性亢進）、（血漿膠質浸透圧の低下）や（低アルブミン血症）、（リンパ管の閉塞）、ナトリウムの組織内貯留などがある。

☐ （ネフローゼ症候群）では多量のタンパク尿が出るため、（低アルブミン血症）を引き起こす。そのため（血漿膠質浸透圧の低下）をまねき、全身性に浮腫を生じる。

☐ （左心不全）では肺にうっ血を生じ、（肺水腫）を引き起す。（右心不全）では全身のうっ血、そして全身性に（浮腫）を生じる。

☐ 肝硬変では肝うっ血や（門脈圧の亢進）が生じ、（腹水）がみられる。

☐ 手術により（リンパ節）を摘出すると、（リンパ液）の流れが妨げられ、末梢領域に（浮腫）を生じる。例えば、（乳がん）の手術で腋窩リンパ節を摘出すると、末梢の（上肢）に（浮腫）を生じる。

☐ （フィラリア症）ではフィラリア糸状虫が感染し、（リンパ管）を閉塞し、上下肢の浮腫を生じる。しだいに（象皮病）に進展する。

☐ 脱水症には、（水分喪失による）ものと（ナトリウム喪失による）ものがある。

☐ （水分喪失）による脱水症は、水分の摂取不足、（多量の発汗）、多尿などが原因で、（ナトリウム）に比べ水分の不足が大きいため（高張性脱水）となる。

☐ （ナトリウム喪失）による脱水症は、（嘔吐）、（下痢）、発汗による多量の体液の喪失に対して水だけを補給した場合に発生し（低張性脱水）となる。

4 ▶ 循環障害 Q&A

Question	Answer

1 食後の胃壁にはうっ血が生じる。

1 □ ×：機能性充血が生じる。

2 うっ血とは、局所に動脈血が増加した状態である。

2 □ ×：うっ血とは静脈の流れが妨げられ、局所に静脈血が増加した状態

3 心不全により肺うっ血を生じる。

3 □ ○：左心不全では肺うっ血を生じ、右心不全では全身うっ血を引き起こす。

4 うっ血があると皮膚や口唇、爪床は青紫色を呈する。この状態をチアノーゼという。

4 □ ○

5 静脈血の流れが妨げられ、組織や臓器に静脈血が滞った状態を貧血という。

5 □ ×：貧血 → うっ血

6 肺や気管支から出血した血液が口から出る場合を吐血という。

6 □ ×：吐血 → 喀血

7 心、腎や脳は虚血により貧血性梗塞を生じやすい。

7 □ ○

8 DIC（播種性血管内凝固症候群）では多発性に血栓形成が出現し、出血傾向は生じない。

8 □ ×：DICでは血栓形成により、フィブリン、フィブリノゲンの大量消費により出血傾向を示す。

9 血友病は血管壁の異常により脆弱となり、出血しやすい。

9 □ ×：血友病Aは第Ⅷ凝固因子の欠損、血友病Bは第Ⅸ因子の欠損により出血傾向となる。

10 動脈硬化症は漏出性出血の原因となる。

10 □ ×：漏出性出血 → 破綻性出血

11 血小板減少があると血栓を形成しやすい。

11 □ ×：血小板減少により止血困難となり出血しやすい。

12 動脈硬化症の部位では血栓を形成しやすい。

12 □ ○

13 急激な減圧により血栓症を起こしやすい。

13 □ ×：気体塞栓症を生じる。

14 心房細動により脳に血栓が生じやすい。

14 □ ×：心臓内で血栓が生じ、脳に血栓塞栓症を起こす危険性が高くなる。

15 静脈性血栓は剥離すると、肺静脈で塞栓症を引き起す。

15 □ ×：静脈の血栓は肺の肺動脈で塞栓症をおこす。

16 組織内に組織液が多量に貯まった状態を塞栓症という。

16 □ × ：塞栓症ではなく、浮腫（水腫）である。

17 心、腎、脳などでは終動脈の閉塞により末梢領域は虚血となり、出血性梗塞を生じる。

17 □ × ：出血性梗塞 → 貧血性梗塞

18 骨折の際に、脂肪塞栓症を起こしやすい。

18 □ ○ ：脂肪髄が栓子となる。

19 脳梗塞では脳実質に凝固壊死が生じる。

19 □ × ：脳梗塞では脳の融解壊死により脳軟化症を生じる。

20 栄養不良、飢餓では全身性の浮腫が生じる。

20 □ ○ ：低タンパク血症により浮腫を生じる。

21 血漿膠質浸透圧の上昇により浮腫を生じる。

21 □ × ：上昇 → 低下

22 毛細血管圧の低下は浮腫を引き起す。

22 □ × ：低下 → 上昇

23 高血圧は動脈硬化の促進に関与する。

23 □ ○

24 副腎髄質の褐色細胞腫ではレニン・アンギオテンシン系の作用により高血圧を引き起す。

24 □ × ：褐色細胞腫ではカテコールアミンの分泌過剰により高血圧を呈する。

25 腎性高血圧は、腎動脈の血流増加や慢性糸球体腎炎により生じるものがある。

25 □ × ：腎動脈の狭窄による血流減少により腎血管性高血圧を生じる。

26 高血圧が持続すると、心肥大、脳出血や網膜症が出現しやすい。

26 □ ○

27 門脈圧亢進症では合併症として脾腫が生じる。

27 □ ○

28 血栓が形成されるとフィブリノゲンの作用により血栓の溶解が生じる。

28 □ × ：プラスミンの線維素溶解作用により血栓が溶解される。

29 赤血球の増加や血漿の喪失は血栓形成の原因となる。

29 □ ○

30 白色血栓は白血球とフィブリンからなる。

30 □ × ：血小板とフィブリンからなる。

31 フィラリア症ではフィラリア糸状虫が毛細血管を閉塞し、毛細血管圧上昇による浮腫を生じる。

31 □ × ：フィラリア糸状虫がリンパ管を閉塞し、浮腫を生じる。象皮病を発症する。

32 水分喪失による脱水は、主に嘔吐や下痢により生じる。

32 □ × ：嘔吐や下痢ではナトリウム喪失による脱水症をおこす。

5 ▶炎症

□ 炎症とは病的刺激に対する（生体防御反応）で、細胞・組織の損傷から（修復）までの一連の現象を指す。

□ 炎症の5大主徴として（発赤）、（腫脹）、（発熱）、（疼痛）、（機能障害）があげられる。

□ 炎症の原因として外傷や放射線などによる（物理学的）原因、酸・アルカリなどの化学物質による（化学的）原因、また微生物などの（生物学的）原因があげられる。

□ 炎症はその経過により（急性炎）、（亜急性炎）、（慢性炎）に区別されるが、その境界は連続的で不明瞭である。

□ 炎症は一般的に（細胞・組織の障害）→（循環障害、滲出）→（細胞・組織増生）の経過をとる。

□ 細胞や組織が壊死、破壊されると（ケミカルメディエーター）が放出され炎症反応が進行する。まず、（一過）性の血管収縮に続き（血管拡張）が起こり、（好中球）を中心とする炎症性細胞の浸潤が生じ、不要組織や細菌などの浄化が行われる。その後、（リンパ球）、（マクロファージ）や（線維芽細胞）などが増殖し、炎症部位に（肉芽組織）をつくり組織修復を行う。

□ 肉芽組織は（線維芽細胞）や（毛細血管）が豊富な（若い）結合組織で、細胞成分として（マクロファージ）や（リンパ球）、（形質細胞）が多く存在する。

□ 炎症のケミカルメディエーターとして（ヒスタミン）、（セロトニン）、（プロスタグランジン）、（ブラジキニン）等があげられる。

□ 急性炎症と慢性炎症の特徴

	急性炎症	慢性炎症
主な細胞	（好中球）	（リンパ球・マクロファージ）
特徴	（血管透過性亢進）、（滲出液）	（肉芽組織）、細胞組織の（増生）

□ 炎症に関与する細胞

好中球	（急性炎症の主役）
好酸球	（アレルギー性炎症）、（寄生虫感染）
好塩基球	（肥満細胞と同系統の細胞）
リンパ球	（免疫担当細胞の主役）、（炎症の慢性期）
単球	（マクロファージへ分化）、（貪食作用）

□ 炎症の形態により（滲出性）炎、（増殖性）炎、（特異性）炎が分類される。
　※（特異性炎）＝（肉芽腫性炎）

□ 滲出性炎はその滲出成分の違いにより分けられる。

漿液性炎	（液性成分（漿液、血清成分））
カタル性炎	（粘液分泌亢進）、（呼吸器）、（消化器などの粘膜の炎症）
線維素性炎	（線維素（フィブリン））、（ジフテリア）、（偽膜性大腸炎）、（絨毛心）
化膿性炎	（好中球）、（化膿菌（ブドウ球菌など））、（膿瘍）、（蜂巣炎）、（蓄膿）
壊疽性炎	（腐敗菌）
出血性炎	（赤血球）

□ 細胞増殖を主体とする炎症を（増殖性）炎症といい、（肝硬変）や（間質性肺炎）がこれに
あたる。

□ 特徴的な肉芽腫※を形成する炎症を（特異性）炎といい、（結核）、（梅毒）、（サルコイドーシス）
などがこれにあたる。
　※肉芽腫は（マクロファージ）が変化した（類上皮細胞）や（ラングハンス型巨細胞）を
特徴とする。

MEMO

5 ▶ 炎症 Q&A

| Question | Answer |

1 炎症とは生体防御反応とそれに続く組織修復の一連の過程を指す。

1 □ ○

2 発赤、腫脹、潰瘍、疼痛、熱感は炎症の主徴候である。

2 □ ×：潰瘍は含まれない。

3 放射線は炎症の原因として化学的原因に分類される。

3 □ ×：化学的原因 → 物理学的原因

4 急性炎症の組織所見として循環障害、滲出、壊死、増殖、充血などがみられる。

4 □ ×：増殖は慢性炎症の特徴

5 急性炎症では血漿蛋白の滲出や好中球の集積がみられる。

5 □ ○

6 急性炎症では組織の線維化や血管増殖がみられる。

6 □ ×：慢性炎症の所見

7 慢性炎症では細胞浸潤は好中球が主体である。

7 □ ×：好中球は急性炎症、慢性炎症ではリンパ球が主体

8 慢性炎症は起炎体の持続的作用による。

8 □ ○

9 肉芽組織形成は慢性炎症の特徴である。

9 □ ○

10 炎症の最も初期に、細動脈の一過性の収縮が生じる。

10 □ ○

11 炎症のケミカルメディエーターとしてヒスタミン、セロトニン、ブラジキニンなどがあげられる。

11 □ ○

12 炎症の初期に線維芽細胞の増生がみられる。

12 □ ×：線維芽細胞の増生は慢性期にみられる。

13 マクロファージはB細胞由来である。

13 □ ×：B細胞由来 → 単球由来

14 好中球は慢性炎症の主役として働く。

14 □ ×：慢性炎症 → 急性炎症

15 肥満細胞は好酸球と同系統の細胞である。

15 □ ×：好酸球 → 好塩基球

16 好中球やマクロファージは貪食を行う。

16 □ ○

17 好酸球は寄生虫感染などに関与する。

17 □ ○

18 滲出性炎にはカタル性炎や化膿性炎、肉芽腫性炎、線維素性炎などが含まれる。

18 □ ×：肉芽腫性炎は含まれない。

19 アレルギー性鼻炎はカタル性炎である。

19 □ ○

20 膿瘍は漿液性炎である。

20 □ ×：漿液性炎 → 化膿性炎

21 線維素性炎では偽膜形成が見られる。

21 □ ○

22 出血性炎では線維素の析出が顕著にみられる。

22 □ ×：出血性炎 → 線維素性炎

23 蜂巣炎は出血性炎である。

23 □ ×：出血性炎 → 化膿性炎

24 インフルエンザ肺炎は出血性炎である。

24 □ ○

25 劇症肝炎は線維素性炎である。

25 □ ×：線維素性炎 → 出血性炎

26 肝硬変は増殖性炎である。

26 □ ○

27 肉芽腫性炎では肉芽組織が形成される。

27 □ ×：肉芽腫が形成される。
※肉芽腫は肉芽組織とは異なる。

28 肉芽組織の主な構成成分に神経細胞や上皮細胞が含まれる。

28 □ ×：線維芽細胞や毛細血管、炎症性細胞を主な構成成分とする。

29 結核、偽膜性大腸炎、梅毒、サルコイドーシスは特異性炎である。

29 □ ×：偽膜性大腸炎 → 線維素性炎

30 漿液性炎では粘液分泌の亢進が著しい。

30 □ ×：カタル性炎で粘液分泌の亢進が著しい。

31 膿瘍では膿汁の貯留がみられる。

31 □ ○

32 組織修復の過程において肉芽組織の形成がみられる。

32 □ ○

33 類上皮細胞はマクロファージが変化したものである。

33 □ ○

34 類上皮細胞は線維素性炎でみとめられる。

34 □ ×：線維素性炎 → 特異性炎

35 急性炎症では血管拡張や血管透過性亢進がみられる。

35 □ ○

6 ▶免疫

☐ 免疫とは人体にとっての異物を（非自己）と判定し、排除するための生体防御の機構である。

☐ 免疫は（生下時）に機能が備わっている（自然）免疫と、（後天的）に獲得されていく（獲得）免疫に分けられる。

☐ 自然免疫と獲得免疫の特徴

	自然免疫	獲得免疫
担当細胞	（好中球）・（マクロファージ）	（Bリンパ球）・（Tリンパ球）
特徴	（非特異的）・（早い）	（特異的）・（遅い）

☐ 獲得免疫は主にBリンパ球が分化し産生する（抗体）が中心となる（液性）免疫と（細胞障害性T細胞）などTリンパ球が中心となる（細胞性）免疫に分けられる。

☐ （サイトカイン）はリンパ球やマクロファージの分化、活性化や機能のコントロールに関与し、（インターロイキン）、（インターフェロン）、（コロニー刺激因子）などが代表である。

☐ Tリンパ球（T細胞）は（胸腺）由来であり、ウイルス感染細胞や腫瘍細胞を直接破壊する（細胞障害性T細胞）、抗体産生を促進する（ヘルパーT細胞）、抗体産生を抑制する（サプレッサーT細胞）などがある。

☐ Bリンパ球（B細胞）は（形質細胞）に分化し（抗体）を産生する。

☐ （マクロファージ）や（樹状細胞）は貪食した抗原を（T細胞）に提示する。
※これを（抗原提示）という。

☐ 免疫反応が病的に作用し、生体に不利に働くものを（アレルギー）といい、機序により（I）型〜（IV）型に分けられる。

☐ アレルギーの型

I型	II型	III型	IV型
（即時型）（アナフィラキシー型）	（細胞障害型）	（免疫複合体型）（Arthus型）	（遅延型）（ツベルクリン型）
（IgE）、（肥満細胞）	（IgG）、（IgM）	（IgG）、（IgM）	（感作T細胞）
（気管支喘息）（花粉症）、（蕁麻疹）	（異型輸血）（新生児重症黄疸）	（糸球体腎炎）	（接触性皮膚炎）（移植拒絶反応）

161

- □ 免疫の機構に異常があるものを（免疫不全症候群）といい、先天性の（原発性）免疫不全とウイルス感染（HIVなど）や薬剤などが原因の（後天性）免疫不全症に分けられる。

- □ 原発性（先天性）免疫不全には（ディジョージ症候群）や（伴性無ガンマグロブリン血症）、（重症複合型免疫不全症）などがある。

- □ 免疫機構が自己を異物と認識し排除しようとするものを（自己免疫疾患）といい、（全身性エリテマトーデス）、（関節リウマチ）、（強皮症）、（多発性筋炎）、（混合性結合組織病）、（結節性多発性動脈炎）、（シェーグレン症候群）、（橋本甲状腺炎）などがこれにあたる。

- □ 移植される臓器、組織を（移植片）、臓器提供者を（ドナー）、臓器の受容者を（レシピエント）という。

- □ 臓器移植の成功のためには（主要組織適合抗原）が一致することが望ましい。

- □ 拒絶反応を抑えるために（免疫抑制剤）の投与が行われるが（易感染性）や（二次発癌）などの副作用がおこる可能性がある。

- □ ドナーとレシピエントの関係による移植の分類

（自家移植）	同一個体内の移植、拒絶反応は生じない、皮膚移植や骨片移植など
（同系移植）	一卵性双生児間の移植、拒絶反応は生じない
（同種移植）	ヒト・ヒト間の通常の移植
（異種移植）	ヒヒ・ヒト間などの種が異なる個体間での移植

- □ 自己移植とは同じ（生体内）での移植で、（拒絶反応）がなく完全に（生着）できる。

- □ 同種移植とは同じ（種族）間での移植で、同系移植・異系移植がある。同系移植は（一卵性双生児）間での移植で（拒絶反応）はない。異系移植は遺伝的に異なる間の移植で、（拒絶反応）がおこりうる。

- □ 異種移植は種の（異なる）動物間での移植で（拒絶反応）がおこり、ほとんど（生着）しない。

- □ （GVHD）［移植片対宿主病］とは移植された臓器に含まれる（リンパ球）が宿主を攻撃する反応で、（骨髄移植）などでみられる。

- □ 我が国では（心臓）、（肺）、（肝臓）、（小腸）、（腎臓）、（膵臓）、（眼球）の移植が可能である。

- □ 移植臓器の保存可能な時間は、肝臓（20～24）時間、腎臓（48～72）時間、心臓・肺（4～5）時間である。※臓器によって保存可能時間が異なる。

- □ 2009年の改正臓器移植法によって（15歳未満の者）からも家族の承諾があれば臓器提供が可能になった。

6 ▶免疫 Q&A

1 後天的に獲得されていく免疫を獲得免疫という。

1 □○

2 好中球やマクロファージは自然免疫の担当細胞である。

2 □○

3 自然免疫は特異的免疫である。

3 □×：特異的 → 非特異的

4 ヒスタミンはサイトカインの1つに分類される。

4 □×：サイトカインはインターロイキン、インターフェロン、コロニー刺激因子、腫瘍壊死因子など

5 ヘルパーTリンパ球は免疫反応の抑制に働く。

5 □×：抑制 → 促進

6 B細胞は胸腺由来である。

6 □×：T細胞が胸腺由来

7 B細胞は細胞性免疫を担当する。

7 □×：細胞性免疫 → 液性免疫

8 マクロファージはT細胞から分化する。

8 □×：T細胞 → 単球

9 Bリンパ球は形質細胞に分化する。

9 □○

10 マクロファージと樹状細胞はT細胞に抗原提示を行う。

10 □○

11 肥満細胞はⅠ型アレルギーに関与する。

11 □○

12 IgEはⅣ型アレルギーに関与する。

12 □×：Ⅳ型アレルギー
→ Ⅰ型アレルギー

13 Ⅰ型アレルギーは遅延型アレルギーである。

13 □×：Ⅰ型は即時型、Ⅳ型は遅延型

14 Ⅳ型アレルギーは感作Tリンパ球が関与する。

14 □○

15 Ⅲ型アレルギーは免疫複合体型のアレルギーである。

15 □○

16 全身性エリテマトーデス、気管支喘息、橋本病、関節リウマチは自己免疫疾患である。

16 □×：気管支喘息はⅠ型アレルギー

17 血清病、花粉症、気管支喘息、アトピー性皮膚炎はアレルギーⅠ型である。

17 □×：血清病はⅢ型アレルギー

18	移植後の拒絶反応はⅡ型アレルギーである。	18 □	×：Ⅱ型アレルギー → Ⅳ型アレルギー
19	同一個体内の移植を同系移植という。	19 □	×：同系移植 → 自家移植
20	異なる人種間の移植を異種移植という。	20 □	×：種の異なる個体間の移植
21	臓器移植において臓器提供者を「レシピエント」という。	21 □	×：「レシピエント」→「ドナー」
22	主要組織適合抗原が不一致の場合は拒絶反応がおこりやすい。	22 □	○
23	我が国では肺、腎、脳、心などの移植が可能である。	23 □	×：脳移植は行われない。
24	副腎は移植臓器として使用される。	24 □	×：使用されない。
25	我が国では現在15歳未満の臓器提供はできない。	25 □	×：提供可能である。
26	移植臓器の保存可能時間は臓器によって異なる。	26 □	○
27	後天性免疫不全症候群（AIDS）ではヘルパーT細胞が選択的に障害される。	27 □	○
28	IgGは分泌型Igとも呼ばれ、唾液や母乳などに含まれる。	28 □	×：IgG → IgA
29	IgGは胎盤を通過する。	29 □	○
30	IgDは免疫の抗原に対す初回応答の初期に増加する。	30 □	×：IgD → IgM

抗体の種類と特徴

抗体	特徴
IgM	免疫応答の（初期）に産生される。（5）量体として存在する。
IgG	抗体の中で最も（多い）。（胎盤）を通過できる。
IgA	（分泌液）中に含まれる。（2）量として存在する。
IgE	（I型アレルギー）反応に関与する。
IgD	機能はよくわかっていない。

 ▶腫瘍

□ 腫瘍とは身体の細胞が（自律的）に異常増殖してできた組織塊である。腫瘍を（新生物 neoplasm）という。

□ （良性）腫瘍は、一般に増殖が（遅く）、（膨張性）に発育する。周囲との境界は（明瞭）で、組織破壊は少ない。

□ （悪性）腫瘍は、一般に増殖が（速く）、（浸潤性）に発育する。周囲と境界は（不明瞭）で、周囲組織を破壊する。

□ 腫瘍細胞が正常母細胞と隔たってくる細胞形態を（異型（異型性））とよぶ。

□ 腫瘍とくに悪性腫瘍細胞は、形態的に（正常母細胞）と類似していない（異型）な細胞形態をしめす。

□ 良性腫瘍と悪性腫瘍の特徴

	良性腫瘍	悪性腫瘍
発育速度	（遅　い）	（速　い）
発育様式	（膨張性発育）	（浸潤性発育）
被　膜	（あ　る）	（な　い）
組織破壊	（弱　い（少ない））	（強　い）
転　移	（な　い）	（しばしばある）
分化度	（高い（良い））	（低い（悪い））
核分裂像	（少ない）	（多　い）
核濃染性	（弱　い）	（強　い）
核・細胞質比（N/C）	（小さい）	（大きい）
極性の喪失	（軽　度）	（著　明）
核濃染性	（弱　い）	（強　い）

□ 表皮、（粘膜上皮）、（腺組織）や実質臓器などは上皮性組織から成り、ここから発生する腫瘍を（上皮性）腫瘍という。

□ （非上皮性）腫瘍は、発生母地が（結合組織）、脂肪組織、（筋組織）、（骨組織）、神経組織など、（非上皮性組織）由来の腫瘍である。（非上皮性）腫瘍は、個々の腫瘍細胞間に細かく間質組織が入り込んでいる。したがって、実質と間質の区別が（不明瞭）である。

□ 良性（上皮性）腫瘍には、（乳頭腫）、（腺腫）、（移行上皮腫）などがある。

- [ ] 悪性（上皮性）腫瘍を（癌腫）といい、これには（扁平上皮癌）、（腺癌）、（移行上皮癌）、（未分化癌）などがある。

- [ ] 良性（非上皮性）腫瘍には、（線維腫）、血管腫、（脂肪腫）、筋腫（平滑筋腫、横紋筋腫）、骨腫、軟骨腫、神経線維腫、（神経鞘腫）などがある。

- [ ] 悪性（非上皮性）腫瘍は（肉腫）といい、線維肉腫、血管肉腫、脂肪肉腫、（筋肉腫（平滑筋肉腫、横紋筋肉腫））、（骨肉腫）、軟骨肉腫などがある。その他、（悪性リンパ腫）、白血病、（悪性黒色腫）などがある。

- [ ] （乳頭腫）は表皮や粘膜の細胞が乳頭状に増殖したもので、発生母地により、（扁平上皮）乳頭腫、（移行上皮）乳頭腫、円柱上皮乳頭腫がある。

- [ ] （扁平上皮癌）は重層扁平上皮から発生し、浸潤増殖する。分化度に応じて（高分化）、中分化、（低分化）があり、（高分化）の扁平上皮癌は増殖した（癌胞巣）の中心部にしばしば角化性変化である（癌真珠）がみられる。（低分化）の扁平上皮癌では癌真珠はほとんどみられない。

- [ ] 重層扁平上皮に発生した癌が、上皮（基底膜）を超えて浸潤することなく、上皮層内にとどまっている状態を（上皮内癌）という。

- [ ] 食道癌、（子宮頸癌）は（扁平上皮癌）がみられる。肺がんは、（腺癌）が最も多いが、扁平上皮癌もみられ、（喫煙）との関連が考えられている。

- [ ] （未分化癌）は異型性が（高度）な癌腫で、扁平上皮癌、移行上皮癌や腺上皮癌の性格を示さない。発育増殖が速く、早期に転移をきたし、予後不良である。

- [ ] 小児に発生する悪性腫瘍には、（ウィルムス腫瘍（腎芽腫））、（網膜芽腫）、肝芽腫、神経芽細胞腫などがある。また、（骨肉腫）も若年者に発生しやすい。

- [ ] 癌の原因：（発癌）因子として、外因では（放射線）、化学物質（発がん物質）、（ウイルス）がある。内因では（遺伝的素因）、ホルモン、（免疫）、栄養、（癌抑制遺伝子）などの関与があげられる。

- [ ] 発癌物質では芳香族アミン系物質、（N‐ニトロソ化合物）、（ベンツピレン）などがある。

- [ ] （ウイルス）が原因で起こる癌として、EBV（エプスタイン・バー・ウイルス）による（バーキットリンパ腫）や（鼻咽頭癌）、HPV（ヒトパピローマウイルス）による（子宮頸癌）や陰茎癌、（HTLV-1）による成人T細胞白血病、HBV（B型肝炎ウイルス）やHCV（C型肝炎ウイルス）による（肝細胞癌）などがある。

- [ ] （胃癌）の発生に（ヘリコバクター・ピロリ菌）の感染の関与が考えられている。

- [ ] （家族性大腸ポリポーシス）では大腸に無数の（腺腫）がみられ、経時的に悪性化して（腺癌）が発生する。

- [ ] （色素性乾皮症）では紫外線により遺伝子変異が生じ、皮膚癌が好発する。

▶腫瘍 Q&A

Question	Answer

1 腫瘍は身体の細胞が他律的に異常増殖したものである。

1 □ ×：他律的 → 自律的

2 良性腫瘍は被膜を有し、膨張性に発育し、転移は少ない。

2 □ ×：良性腫瘍は転移しない。

3 良性腫瘍細胞は、異型性は軽度で、分化度は低い。

3 □ ×：良性の腫瘍細胞は分化度が高い。

4 良性腫瘍では、しばしば転移がみられる。

4 □ ×：良性腫瘍 → 悪性腫瘍

5 悪性腫瘍は膨張性に発育する。

5 □ ×：悪性腫瘍は浸潤性に発育

6 悪性腫瘍は核分裂像の頻度が高い。

6 □ ○

7 悪性腫瘍の細胞における分化度は高い。

7 □ ×：低い

8 上皮性腫瘍は、粘膜上皮や腺細胞など上皮細胞から発生したものをいう。

8 □ ○

9 乳頭腫や腺腫は良性上皮性腫瘍である。

9 □ ○

10 上皮性腫瘍は腫瘍実質と腫瘍間質の区別は不明瞭である。

10 □ ×：上皮性腫瘍の腫瘍実質と間質の区別は明瞭であるが、非上皮性腫瘍では不明瞭

11 核の大小不整、核・細胞質比の増大、核分裂の増加などは悪性腫瘍細胞の特徴である。

11 □ ○

12 血管腫、脂肪腫、平滑筋腫、骨肉腫は良性非上皮性腫瘍である。

12 □ ×：骨肉腫は悪性非上皮腫瘍である。

13 腺癌、扁平上皮癌、悪性リンパ腫は悪性上皮性腫瘍である。

13 □ ×：悪性黒色腫は上皮性腫瘍ではない。

14 悪性上皮性腫瘍は癌腫、悪性非上皮性腫瘍を混合腫瘍という。

14 □ ×：悪性非上皮性腫瘍は肉腫という。

15 乳頭腫や腺腫は良性上皮性腫瘍である。

15 □ ○

16 未分化癌は未分化間葉細胞から発生した腫瘍である。

16 □ ×：未分化癌は上皮細胞由来で分化度が非常に低い、異型の強い悪性上皮性腫瘍である。

17 ウィルムス腫瘍や網膜芽腫は小児に発生しやすい良性腫瘍である。

17 ☐ ×：良性腫瘍 → 悪性腫瘍

18 扁平上皮癌で癌真珠が多数みられるのは低分化型である。

18 ☐ ×：癌真珠が多いのは高分化型である。

19 大腸癌は、先ず肺に転移しやすい。

19 ☐ ×：門脈に入り肝臓に転移しやすい。

20 前立腺癌は骨転移しやすい。

20 ☐ ○

21 エプスタインバーウイルス（EBV）の感染により子宮頸部癌が発生しやすい。

21 ☐ ×：EBV感染はバーキットリンパ腫と関連が深い。子宮頸部癌はヒトパピローマウイルス（HPV）と関連がある。

22 ヒトパピローマウイルスは鼻咽頭癌と関連が深い。

22 ☐ ×：ヒトパピローマウイルスは子宮頸癌と関連が深い。

23 食道や胃・腸では扁平上皮癌が好発する。

23 ☐ ×：食道では扁平上皮癌が好発するが、胃・小腸・大腸では腺癌が好発する。

24 放射性ヨウ素による被爆では甲状腺癌が生じやすい。

24 ☐ ○：甲状腺はヨウ素代謝の中心であるため。

25 腫瘍マーカー1つであるhCGは肝細胞癌と関連する。

25 ☐ ×：hCGは絨毛癌などと関連する。

26 腫瘍マーカーの1つであるCEAは胃癌と関連する。

26 ☐ ○

27 腫瘍マーカーの1つであるPSAは肺癌と関連する。

27 ☐ ×：PSAは前立腺癌と関連

腫瘍マーカー

hCG	（絨毛癌）
癌胎児性抗原（CEA）	（大腸癌）、（胃癌）、（膵癌）
CA19 - 9	（膵癌）、（胆嚢・胆管癌）
PSA	（前立腺癌）

鍼灸国試
でる ポ とでる 問

PART 4 医療概論

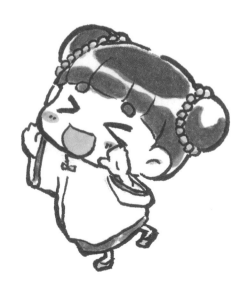

▶ 現代の医療と社会

疾病構造

☐ 医療の進歩などによって戦後から結核等の（感染症）による死亡が減少し、がん等の（生活習慣病）が増加し現在に至っている。

医療に関連する職種

あん摩マッサージ指圧師	約（11.8万）人	看護師	約（121.9万）人
はり師	約（12.1万）人	医師	約（32.7万）人
きゅう師	約（11.9万）人	歯科医師	約（10.5万）人
柔道整復師	約（7.3万）人	薬剤師	約（31.1万）人

※医師、歯科医師、薬剤師は届け出数、残りは就業者数 　　　　　（2018年）

☐ （介護支援専門員）は要介護者等からの相談に応じ、各種サービス事業者等との連絡調整等を行い（ケアマネジャー）ともいう。

☐ （精神保健福祉士）は精神障害者の生活・社会問題の解決のための相談援助を行う。

☐ （理学療法士）は身体に障害のある者に対し、基本的動作能力の回復を目的とし運動療法や（物理）療法を行う。

☐ （作業療法士）は身体または精神に障害のある者に対し、応用的動作能力または社会的適応能力の回復を目的とし、（手芸、工作）などの作業療法を行う。

☐ （言語聴覚士）は音声機能、言語機能または聴覚に障害のある者に対し、機能の維持向上を目的に言語訓練や他の訓練などを行う。
　※言語聴覚士は医師または歯科医師の指示の下に、嚥下訓練を行うことができる。

☐ （保健師）は対人医療分野において保健指導などを行う。

☐ （管理栄養士）は厚生労働大臣の免許を受け、傷病者に対する療養のため必要な栄養の指導や給食管理などを行う。

☐ （臨床工学技士）は人工心肺装置などの生命維持管理装置の操作や保守点検を行う。

☐ （義肢装具士）は義肢・装具の制作や身体への適合などを行う。

☐ （歯科技工士）は歯科補綴物の作成などを行う。

☐ （社会福祉士）は福祉などに関する相談援助を行う。

- □ （臨床心理士）は心理療法や精神科リハビリテーションを行う。

- □ 医療ソーシャルワーカーは（社会保障）や（社会福祉制度）に関する相談や調整を行う。

- □ 訪問介護員や（臨床心理士）、（医療ソーシャルワーカー）は法律に規定されていない職種である。

国民医療費

- □ 当該年度内の医療機関等における保険診療の対象となり得る傷病の治療に要した費用を推計したものを（国民医療費）という。

- □ 国民医療費には、医科診療や歯科診療にかかる（診療費）、（薬局調剤医療費）、（入院時食事・生活医療費）、（訪問看護医療費）、（療養費）等が含まれる。

- □ 国民医療費には高度医療を含む（先進医療）、（入院時室料差額分）、（歯科差額分）、不妊治療における（生殖補助医療）、（正常な妊娠・分娩）、健康診断、（予防接種）、（義眼・義肢）にかかる費用は含まれない。

- □ 医療の需要を大きくする要因に（人口増加）、（人口集団の高齢化）、（高度医療への要求）、（生活習慣病増加）などがある。

- □ 医療の供給を増大させる要因に（医療機関や医療従事者の増加）、（先進医療機器導入）、（医薬品価格上昇）、（診療報酬引き上げ）などがある。

- □ 平成30年度の国民医療費は（43）兆3,949億円、人口一人当たりの国民医療費は（34）万3,200円である。

- □ 後期高齢者（75歳以上の者）の一人当たりの医療費は（94）万9千円である。（平成 28年）

- □ 年により多少の増減はあるが近年の国民医療費は（増加）傾向にある。

- □ 国民医療費の財源別割合は保険料が約（50）%、公費が約（40）%、患者負担が約（10）%である。

- □ 平成30年度の国民医療費の国内総生産（GDP）に対する比率は（7.91）%、国民所得（NI）に対する比率は（10.73）%となっている。

- □ 人口の30%弱に相当する65歳以上の年齢層が、国民医療費の約（6）割を占める。

- □ 国民医療費を傷病別にみると（循環器）系の疾患が最も多い。

医療法

- □ 医療法は、医療（施設）および良質な医療提供に関する基本法規である。

- □ 医療法の中に（インフォームド・コンセント）促進に関する記述が見られる。

- □ 病院は入院施設（20）床以上を有し、診療所は入院施設（O）～（19）床を有する。

1 ▶ 現代の医療と社会 Q&A

Question	Answer

1 現在の我が国では生活習慣病は減少傾向である。

1 ☐ ×：減少傾向 → 増加傾向

2 就業者数で比較するときゅう師と比べはり師の方が多い。

2 ☐ ○

3 就業者数で比較するとはり師と比べ柔道整復師の方が多い。

3 ☐ ×：柔道整復師の方が少ない。

4 看護師の就業者数は100万人以下である。

4 ☐ ×：121.9万人（2018年）

5 言語聴覚士は嚥下訓練に関与する。

5 ☐ ○

6 理学療法士は人工心肺装置などの操作や保守点検を行う。

6 ☐ ×：理学療法士 → 臨床工学技士

7 保健師は対人医療分野において保健指導などを行う。

7 ☐ ○

8 ケアマネジャーとは訪問介護員のことである。

8 ☐ ×：ケアマネジャーは介護支援専門員のことで、訪問介護員はホームヘルパーのこと

9 社会福祉士は法律に規定されていない職種である。

9 ☐ ×：社会福祉士は法律に規定、臨床心理士、医療ソーシャルワーカーなどが法律に規定されていない職種

10 国民医療費に入院時食事・生活医療費は含まれない。

10 ☐ ×：含まれる。

11 国民医療費に正常な妊娠・分娩に要する費用は含まれない。

11 ☐ ○

12 国民医療費には入院時室料差額分が含まれない。

12 ☐ ○

13 国民医療費に健康維持のための健康診断費用が含まれる。

13 ☐ ×：含まれない。

14 歯科差額分は国民医療費に含まれる。

14 ☐ ×：含まれない。

15 療養費は国民医療費に含まれる。

15 ☐ ○

16 予防接種にかかる費用は国民医療費に含まれる。

16 ☐ ×：含まれない。

172

17 人口集団の高齢化は医療の需要を増大させる。	17 □○	
18 人口減少は医療の需要を大きくする。	18 □×：人口減少 → 人口増加	
19 生活習慣病増加は医療の需要を小さくする。	19 □×：生活習慣病増加は医療の需要を大きくする要因となる。	
20 医療機関の増加は医療の供給を増大させる要因の1つである。	20 □○	
21 医薬品価格上昇は医療の供給を減少させる原因の1つである。	21 □×：医薬品価格上昇は医療の供給を増加させる要因となる。	
22 平成30年度の国民医療費は50兆円以上である。	22 □×：43兆3,949億円	
23 近年の国民医療費は減少傾向にある。	23 □×：減少傾向 → 増加傾向	
24 国民医療費の財源別割合は公費が最も高い。	24 □×：保険料約50%、公費約40%、患者負担約10%	
25 国民医療費の財源は保険料ですべてまかなわれる。	25 □×：保険料約50%	
26 平成30年度の人口一人当たりの国民医療費は30万を超える。	26 □○：34万3,200円	
27 国民医療費の財源における患者負担の割合は約10%である。	27 □○	
28 平成30年度の国民医療費の国内総生産（GDP）に対する比率は10%を超える。	28 □×：7.91%	
29 平成30年度の国民医療費の国民所得（NI）に対する比率は15%を超える。	29 □×：10.73%	
30 65歳以上の年齢層が国民医療費の約6割を占める。	30 □○	
31 国民医療費を傷病別にみると新生物の疾患が最も多い。	31 □×：新生物の疾患 → 循環器疾患	
32 医療法の目的に医療を受ける者の利益の保護が含まれる。	32 □○	
33 医師法の中にインフォームド・コンセント促進に関する記述が見られる。	33 □×：医師法 → 医療法	
34 診療所は20床以下の患者収容施設を必要とする。	34 □×：20床以下 → 19床以下	

医療保険のしくみ

☐ 医療保険制度は（疾病）、（負傷）、（死亡）、（分娩）※に対し保険者が保険給付を行う社会保険制度である。※（分娩）は（正常分娩）を除く。

☐ 保険料を支払い一定の給付を受ける者を（被保険者）、保険を運営する者を（保険者）という。

☐ 保険給付には、診察や投薬などの医療行為そのものを給付する（現物給付）と治療にかかった費用を給付する（現金給付）の2つの方法がある。

☐ 健康保険では、原則として（現物給付）が行われるが、やむを得ない事情で、自費で受診したときなど特別な場合に、（療養費）として（現金給付）が行われる。

☐ 鍼灸師による施術の費用は（療養費）に相当する。よって（現金給付）に相当する。

☐ 医者が同意した場合に、はり・きゅうの施術で医療保険の療養費給付の対象となるのは（神経痛）、（リウマチ）、（頸腕症候群）、（五十肩）、（腰痛症）、（頸椎捻挫）の6疾患である。

☐ 我が国の医療保険は原則すべての人が加入する（国民皆保険）である。

☐ 我が国の医療保険は（後期高齢者医療）、（被用者保険）、（国民健康保険）の3制度からなる。

☐ 被用者保険とは事業所で働く人々を被保険者とする健康保険であり、大企業の（組合管掌健康保険）、中小企業などの（全国健康保険協会管掌健康保険）、（船員保険）、公務員や私立学校などの（共済組合）がある。

☐ 後期高齢者医療は「（75）歳以上の者および65歳以上75歳未満の方で一定の障害があると認定された者」を対象とし、医療費の自己負担割合は原則（1）割であるが、現役並み所得者は（3）割負担となる。
※２０２２年度から年収200万円以上の75歳以上の後期高齢者の患者負担を1割から2割に引き上げる方向

☐ 後期高齢者医療の財源構成は、患者負担を除き、公費約（5）割、現役世代の保険料からの支援約（4）割、高齢者からの保険料約（1）割である。

分　類		被保険者	保険者
被用者保険	健康保険	主に大企業で働く人とその家族	健康保険組合（組合健保）
		主に中小企業で働く人とその家族	全国健康保険協会（協会けんぽ）
	船員保険	船員とその家族	全国健康保険協会
	共済保険	公務員・私立学校教職員とその家族	各共済組合
国民健康保険		被用者や生活保護受給者を除く一般住民	都道府県・市町村・特別区
		特定職種（医師・歯科医師・弁護士など）	国民健康保険組合（職種別に組合がある）
後期高齢者医療制度		75歳以上の者 65〜74歳で一定の障害のある者	後期高齢者医療広域連合

公費医療

☐　公費負担医療は国や地方自治体が（税）を財源とし給付を行う制度で医療保険制度を補完する。

☐　公費負担医療には（法律）によるものと（予算措置）によるものがある。
　　※予算措置によるものは現在、肝炎治療特別促進事業のみ。

☐　法律による公費負担医療

公費医療	法律
（1、2類感染症による入院）	（感染症法）
（医療扶助）	（生活保護法）
（措置入院）	（精神保健福祉法）
（未熟児養育医療）	（母子保健法）
（難病医療費助成制度）	（難病法）

介護

☐　従来、介護は老人保健・（老人福祉）として行われてきたが、独立し我が国の５番目の（社会保険制度）となった。

☐　介護保険は（要介護認定）や（要支援認定）を受けることで、程度に応じた（保険給付）を受けることができる。

☐　介護保険の保険料は（40）歳以上のすべての国民が支払い、強制加入である。

☐ 介護保険法における介護認定は、要支援が（2）段階に、要介護が（5）段階に分類されている。

☐ 介護保険では、（65）歳以上の第1号被保険者と（40）歳以上（65）歳未満の第2号被保険者に分けられる。

☐ 介護保険の保険者は（市町村）および（特別区）である。

☐ 介護保険給付を受けるには（市町村）に申請し、（介護認定審査会）において（要介護認定）を受ける。

☐ 介護保険の認定には（コンピューター）による一次判定と主治医の（意見書）を必要とする二次判定がある。

☐ 介護保険の介護サービス計画（ケアープラン）は本人自身か、あるいは（ケアマネジャー）によって立てられる。

MEMO

▶社会保障制度 Q&A

Question	Answer
1 診察や投薬などの医療行為そのものを給付することを現金給付という。	**1** □ ×：現金給付 → 現物給付
2 原則、我が国の医療保険制度は現金給付である。	**2** □ ×：現金給付 → 現物給付
3 鍼灸師による施術の費用は療養費に相当する。	**3** □ ○
4 鍼灸師による施術の費用は現物給付に相当する。	**4** □ ×：現物給付 → 現金給付
5 神経痛は、はり・きゅうの施術で医療保険の療養費給付の対象となる。	**5** □ ○
6 不眠症は、はり・きゅうの施術で医療保険の療養費給付の対象となる。	**6** □ ×：対象とならない。
7 リウマチは、はり・きゅうの施術で医療保険の療養費給付の対象となる。	**7** □ ○
8 急性胃潰瘍は、はり・きゅうの施術で医療保険の療養費給付の対象となる。	**8** □ ×：対象とならない。
9 胃癌は、はり・きゅうの施術で医療保険の療養費給付の対象となる。	**9** □ ×：対象とならない。
10 五十肩は、はり・きゅうの施術で医療保険の療養費給付の対象となる。	**10** □ ○
11 原則、我が国の公的医療保険制度は任意加入である。	**11** □ ×：原則、強制加入である。
12 国民健康保険とは事業所で働く人々を被保険者とする健康保険である。	**12** □ ×：国民健康保険 → 被用者保険
13 全国健康保険協会管掌健康保険は大企業の従業員を対象とする。	**13** □ ×：大企業 → 中小企業
14 共済組合は公務員や私立学校の教職員を対象とする。	**14** □ ○
15 後期高齢者医療制度の自己負担割合はすべて1割である。	**15** □ ×：原則1割であるが、現役並み所得者は3割負担

16 後期高齢者医療制度の患者負担を除いた財源構成において高齢者からの保険料は約1割である。

16 ☐ ○

17 後期高齢者医療制度の財源に他の保険者からの支援金はない。

17 ☐ × : 現役世代の保険料からの支援金が約4割

18 要介護認定区分では、要支援は5段階まである。

18 ☐ × : 5段階 → 2段階

19 20歳以上の者は介護保険料納付の義務を負う。

19 ☐ × : 20歳以上の者 → 40歳以上の者

20 要介護認定は市町村に申請する。

20 ☐ ○

21 介護給付には上限がない。

21 ☐ × : 上限が設けられている。

22 介護保険では、65歳以上の第2号被保険者とする。

22 ☐ × : 第2号被保険者 → 第1号被保険者

MEMO

3 ▶医療倫理

医療の倫理

☐ 社会生活を送るうえで守るべき規範を（倫理）という。

☐ 医療倫理は専門職集団内部の職業規範である「（医療者の倫理）」、医療の意志決定における医療者と患者に関わる「（医療者 − 患者の倫理）」、医学・医療技術が社会全体に受け入れられていく過程に関わる「（医学 − 社会の倫理）」などに分けることができる。

☐ バイオエシックスとは（生命倫理）のことで（遺伝子操作）・（体外受精）・（死の定義）・（QOL）・（ターミナルケア）などを対象とする。

☐ （ヘルシンキ宣言）は医学研究の倫理に関する宣言である。

医療者と患者および社会の倫理

☐ リスボン宣言は（患者の権利）に関する宣言で、（良質な医療を受ける）権利・選択の自由の権利・（自己決定）の権利など11の権利が出された。

☐ 医師や病院を自由に選択し、（セカンドオピニオン）を求める患者の権利を（選択の自由）の権利といい、第34回世界医師会総会の（リスボン宣言）に盛り込まれた。

☐ 病気の診断・治療に関し主治医以外の医師の意見を求めることを（セカンドオピニオン）という。

☐ 十分な情報を得て医療行為を受けるか否かなどを患者が決定する権利を（自己決定）の権利といい、患者の権利の根幹をなす。

☐ QOLは（Quality of Life）の略で、「（生活の質）」や「（生命の質）」と訳され、患者の肉体的、精神的、社会的な生活の質を改善することを意味する。

☐ （緩和ケア）、（自然死）、（尊厳死）などはQOLの考え方に基づくものである。

☐ 緩和ケア（緩和医療）とは悪性腫瘍などの死と直面する患者やその家族に対し（身体）的・（精神）的苦痛などを和らげQOLの向上を目的とする。緩和ケアは疾患の（根治）を目指すものではない。

☐ 障害者と健常者が同じように家庭や地域で社会生活を送り、同様の権利が保障されるように（バリアフリー化）を目指す理念を（ノーマライゼーション）という。
※（バリア）には「（物質的）バリア」「（制度的）バリア」「（文化・情報面）のバリア」「（意識面）のバリア」がある。

☐ ターミナルケアとは（終末期医療）のことで、回復の見込みのない終末期の患者に対し身体的苦痛や精神的苦痛を（緩和・軽減）することである。

☐ 脳幹を含む不可逆的な脳全体の死を（脳死）という。

☐ 脳幹の機能が残っていて、循環・呼吸が機能するものを（植物状態）という。

☐ 我が国では（心臓）、（肺）、（肝臓）、（小腸）、（腎臓）、（膵臓）、（眼球）の移植が可能で、「臓器の移植に関する法律」に定められている。

☐ 法的な脳死判定は「臓器移植法施行規則」に定められ、実際の判定は（法的脳死判定マニュアル）に沿い「前提条件の確認」「除外例の確認」「生命兆候の確認」を行った後、（深昏睡の確認）、（瞳孔散大・瞳孔固定の確認）、（脳幹反射の消失）、（平坦脳波の確認）、（自発呼吸の消失）の5項目の結果がすべて判定基準と一致し、（6）時間以上経過した後に二回目の脳死判定を行い、所見に変化がない場合に「脳死」と判定される。
※脳死判定は2人以上の判定医によって行われる。

施術者としての倫理

☐ 『個人情報保護法』において、（生存する）個人の情報で（氏名）・（生年月日）・その他の情報により特定の個人を識別できるものが（個人情報）に相当する。
※厚生労働省の『医療・介護関係事業者における個人情報の適切な取り扱いのためのガイドライン』では死者の情報も対象となる。

☐ 医療機関や介護事業者における個人情報の例として（施術録）・（診療録）・（X線写真）・（処方箋）・（紹介状）・（ケア・プラン）などがあげられる。

☐ 個人情報は（紙媒体）、（電子媒体）に関わらず、また（映像）や（音声）なども個人情報に含まれる。

☐ （医師）・（薬剤師）・（弁護士）などの重大な秘密を扱うものについては業務上知り得た秘密を漏らした場合（刑法）によって罰せられる。

☐ インフォームド・コンセントは『（説明）と（同意）』と直訳され『医療従事者からの十分な説明』と『患者の理解・同意』のことである。

☐ インフォームド・コンセントは（医療法）に定められている。
※医療従事者の努力義務

☐ （乳幼児）や認知症など理解力が欠如し、インフォームド・コンセントが困難な場合は（保護者）や（代理人）から同意を得る。

☐ 近年は子供に対する医療行為に関して、保護者とは別に子供の（理解度）に応じてわかりやすく説明し子供の納得を得るべきであるという（インフォームド・アセント）という概念が小児科領域などを中心とし広がっている。

☐ 医療関係者と患者の関係における、医師を頂点とする権威主義的・家父長的関係を医師の（パターナリズム）と呼ぶ。

☐ 患者と医師の関係は過去の医師を頂点とする（パターナリズム）から、現在の医師と患者が対等な関係である（患者中心）型医療へと変化し、医師は患者に対し（援助者）となることが求められている。

3 ▶ 医療倫理 Q&A

Question	Answer

1 「十分な情報を患者に提供する」ことは施術者の倫理として正しい。

1 □ ○

2 「患者の要求を無条件に優先する」ことは施術者の倫理として正しい。

2 □ ×

3 延命治療はQOLの概念に近い。

3 □ ×：延命治療は遠い、「緩和ケア」「自然死」「尊厳死」は近い。

4 緩和医療は疾病の根治を目標とする。

4 □ ×：症状の軽減やQOL向上を目的とする。

5 緩和医療において心理的苦痛に対する対応は不要である。

5 □ ×：必要である。

6 緩和医療はがん患者以外に適応することはない。

6 □ ×：生命を脅かすような他の疾患にも適用する。

7 ジュネーブ宣言は患者の権利に関する宣言である。

7 □ ×：ジュネーブ宣言 → リスボン宣言

8 リスボン宣言は医学研究の倫理に関する宣言である。

8 □ ×：リスボン宣言 → ヘルシンキ宣言

9 セカンドオピニオンを求める患者の権利を『選択の自由の権利』といい、リスボン宣言に盛り込まれている。

9 □ ○

10 我が国において「脳死」は法制化されていない。

10 □ ×：「臓器の移植に関する法律」により定められている。

11 心臓、肺、肝臓、小腸は脳死後に提供できる。

11 □ ○：膵臓、腎臓、角膜は心停止後に提供できる。

12 本人が臓器提供の意志を表示していれば家族の承諾がなくとも臓器提供が可能である。

12 □ ×：本人の意志表示があっても家族の書面による承諾が必要

13 本人の臓器提供の意志の表示がなくても、家族による書面の承諾があれば臓器提供は可能である。

13 □ ○

14 15歳未満の脳死臓器提供はできない。

14 □ ×：以前は15未満の提供はできなかったが、現在は規定が撤廃され年齢制限はない。

15 『個人情報保護法』における個人情報には死者の情報も含まれる。

15 □ ×：『個人情報保護法』における個人情報は生存する個人の情報である。

16 個人情報には映像や音声などの情報も含まれる。

16 □ ○

17 患者情報を患者と家族の同意なく保険会社に開示できる。

17 □ ×：保険会社に開示する場合は患者などの同意が必要

18 患者は自分の医療情報を見ることが可能である。

18 □ ○

19 インフォームド・コンセントとは患者の自己決定に関与する。

19 □ ○

20 患者はセカンドオピニオンを受けることができる。

20 □ ○

21 インフォームド・コンセントは『説明と同意』と直訳される。

21 □ ○

22 インフォームド・コンセントは医師法に定められている。

22 □ ×：医師法 → 医療法

23 インフォームド・コンセントは医療従事者の努力義務である。

23 □ ○

24 インフォームド・コンセントは必ず患者本人に行われる。

24 □ ×：乳幼児などでは保護者や代理人から同意を得る。

25 インフォームド・アセントは子供に対して行われる。

25 □ ○

26 治療方針に一度、同意すると患者は拒否できない。

26 □ ×：患者の同意はいつでも撤回できる。

27 医師のパターナリズムにおいては医師と患者は対等な関係にある。

27 □ ×：パターナリズムは医師を頂点とする権威主義的関係のこと

28 パターナリズムは患者の自己決定に関与する。

28 □ ×：パターナリズムとは父権主義のことで、自己決定には関与しない。

29 医療従事者は患者に対して援助者としての立場をとることが望ましい。

29 □ ○

MEMO

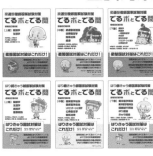
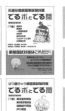

本書に関するご意見ご感想をお聞かせ下さい。
customer@roundflat.jpまでメールでお寄せ下さい。

はり師きゅう師国家試験対策
でるポとでる問
増補改訂第2版
【上巻】解剖学・生理学・病理学・医療概論

発行日　2020年1月27日　初版第1刷
　　　　2024年7月27日　増補改訂第2版第1刷
著　者　井手貴治、片岡彩子、川上智史、
　　　　若月康次、伊藤 讓、田中輝男 他
発行者　藤原央行
発行所　有限会社ラウンドフラット
　　　　〒344-0045　埼玉県春日部市道口蛭田176-10-202
　　　　URL https://www.roundflat.jp/

©RoundFlat 2024